Michael Muhindo Uhuru

Seguin dans un monde perturbé

Michael Muhindo Uhuru

Seguin dans un monde perturbé

Éditions Muse

Impressum / Mentions légales
Bibliografische Information der Deutschen Nationalbibliothek: Die Deutsche Nationalbibliothek verzeichnet diese Publikation in der Deutschen Nationalbibliografie; detaillierte bibliografische Daten sind im Internet über http://dnb.d-nb.de abrufbar.
Alle in diesem Buch genannten Marken und Produktnamen unterliegen warenzeichen-, marken- oder patentrechtlichem Schutz bzw. sind Warenzeichen oder eingetragene Warenzeichen der jeweiligen Inhaber. Die Wiedergabe von Marken, Produktnamen, Gebrauchsnamen, Handelsnamen, Warenbezeichnungen u.s.w. in diesem Werk berechtigt auch ohne besondere Kennzeichnung nicht zu der Annahme, dass solche Namen im Sinne der Warenzeichen- und Markenschutzgesetzgebung als frei zu betrachten wären und daher von jedermann benutzt werden dürften.

Information bibliographique publiée par la Deutsche Nationalbibliothek: La Deutsche Nationalbibliothek inscrit cette publication à la Deutsche Nationalbibliografie; des données bibliographiques détaillées sont disponibles sur internet à l'adresse http://dnb.d-nb.de.
Toutes marques et noms de produits mentionnés dans ce livre demeurent sous la protection des marques, des marques déposées et des brevets, et sont des marques ou des marques déposées de leurs détenteurs respectifs. L'utilisation des marques, noms de produits, noms communs, noms commerciaux, descriptions de produits, etc, même sans qu'ils soient mentionnés de façon particulière dans ce livre ne signifie en aucune façon que ces noms peuvent être utilisés sans restriction à l'égard de la législation pour la protection des marques et des marques déposées et pourraient donc être utilisés par quiconque.

Coverbild / Photo de couverture: www.ingimage.com

Verlag / Editeur:
Éditions Muse
ist ein Imprint der / est une marque déposée de
OmniScriptum GmbH & Co. KG
Heinrich-Böcking-Str. 6-8, 66121 Saarbrücken, Deutschland / Allemagne
Email: info@editions-muse.com

Herstellung: siehe letzte Seite /
Impression: voir la dernière page
ISBN: 978-3-639-63538-6

Seguin dans un monde perturbé

RESUME

Ce roman de **Michael MUHINDO UHURU**, son deuxième, parle de la vie d'un certain **Seguin**. Ce dernier est encore jeune, en âge adulte, 29 ans. Il est plein de vie, plein de grandes convictions aussi, et il est véritablement persuadé que vivre autrement apporte plus de bonheur par rapport à ce qui se vit et semble dominer son temps : une vie d'un homme marié avec plusieurs petites amies de gauche à droite et la multiplicité des partenaires sentimentaux chez les jeunes célibataires. Les femmes, célibataires et mariées, y étaient aussi engagées.

En fait, il ne vient que de se marier il y a seulement 6 mois, il vient par la même occasion aussi de ravir sauvagement à notre contemplation la remarquable fille de notre quartier, cette jolie fille qu'il avait connue depuis l'université, la belle **Ruth de Himbi I** que nous admirions tous sans exception depuis longtemps, quand nous la voyions de temps en temps dans ce beau quartier de Goma.
Partout où il passe, le noir couvre entièrement tout son chemin, et ce qui le rend encore très malade et malheureux, c'est le fait de voir la perversion prendre des allures inquiétantes ; il est tout le temps écœuré par la conditionnalité « argent » dans les sentiments partout où il se trouve dans la ville et, il ne sait quoi faire, en réalité ses forces ne valent rien pour changer la moindre chose ; ainsi, il ne peut que se limiter à voir et à s'alarmer vainement chaque instant; en réalité ses épaules sont impuissantes pour tenir face au poids de l'immoralité.

Pendant qu'il s'en inquiétait outrancièrement en revenant de son travail un jour, quand son cœur semblait davantage en souffrir en voyant ses amis s'en réjouir totalement sans aucune honte quand il prenait son lapin, c'est sa belle femme qui vivait un enfer ardemment brûlant dans leur demeure; elle subissait la pire des actions méchantes humaines dans ce qui était incontestablement leur petit nid d'amour situé à Himbi II depuis 6 mois.
Il n'en croit pas ses yeux en y arrivant tard dans la nuit, et tout de mauvais, jamais imaginé, était arrivé quand il essayait pour la première fois de s'égayer en faisant comme tout le monde, quand tout le monde voit mini-jupe, mange lapin, utilise langage doux, etc. Il était dès lors perdu, confus, anéanti; les débauchés et barbares venaient de tout lui prendre en une nuit, sans qu'il n'ait touché même à la moindre chose appartenant à autrui dans sa ville adorée de Goma.

Par Michael UHURU

2

Seguin dans un monde perturbé

Après une perte de conscience, consécutif à ce grand choc, il retourna chez lui le soir très perdu, inquiet, suffisamment plongé dans les ténèbres; c'était juste après un très bref séjour dans un hôpital proche.

Encore un autre fait malheureux arriva comme si vraiment cet autre n'avait pas suffi, en route, quand il rejoignait son domicile, et cela avant qu'il ne puisse même s'en remettre un tout petit peu. Eh bien, sa ville de Goma, sa ville très aimée, son Goma comme il le disait, recevait de nouveaux occupants très arrogants en feu. Ceux-ci tiraient dans toutes les rues et avenues en employant courageusement toute la vieille technologie de la mort à leur disposition ; c'était pour ce qu'ils avaient appelé nettoyage tard dans la nuit. C'était aussi après une très légère et négligeable résistance des combattants de l'ancien régime, lesquels qui étaient supposés par nous, il y a peu encore, d'invincibles.

Les vainqueurs de la petite bataille étaient des hommes vraiment sans cœurs, sans la moindre intelligence aussi, des gens assimilés par Seguin à la présente génération réunissant dans un même panier buveurs et impudiques effroyables ; en fait, ses amis, les nouveaux maitres et plusieurs avaient tous un comportement commun, étaler et amplifier des actes totalement vicieux.

Tout lui était devenu noir depuis ce jour-là, et chaque jour qui passe le rend davantage perdu et malheureux ; il ne comprend plus rien de tout ce qui surgit devant lui, de tout ce qu'il entend de partout ; de ce fait, sa foi est perdue, ses convictions en débandade, même les choses les plus normales présentent chez lui une dangerosité extrême et celles-ci le font plonger dans la grande peur, dans l'isolement et il est à la merci du désespoir. Même s'il lui arrive de parler de temps en temps, de pleurer souvent, d'écrire et de se taire; au-delà tout, la mort semble être la bienvenue et celle-ci est préférée   à la vie.

Par Michael UHURU

Seguin dans un monde perturbé

Remerciements

A ma famille, en premier, à vous, ma mère que j'aime tant Marie-louise K. LISSO et à mon défunt père VIMINYWA SEGUYA. Ensuite à ma sœur M. KAVIRA MAWAZO, à Michael- Jérôme-Vimy ou MJV ou soit (Louise-Mama ou LM) et à J. K. L.

Qu'il me soit permis de remercier mon neveu et mes nièces : Grace-à-dieu, Marie-louise et PLAMEDI, les petits enfants de ma mère.

Enfin, à mes amis, collègues et connaissances : Nico B., Adolphe K., Rodrigue M., Kattia M., Patient L., Laetitia B., Augustin S., Sarah U et Sarah B, Maria D., Jean-Pierre K., NEKA M., MAFIL A., Laurent M., Rodriguez B., Vanessa, Rachel, Farida, Carine A., Rachel Walo, Charlotte S., N. Mariam, JESSICA K. et Merveille L etc.

Par Michael UHURU

AUTEUR

L'auteur de ce roman, dont le titre est «**Seguin dans un monde perturbé**», est **Michael MUHINDO UHURU**. Il est fils de **Seguya VIMINYWA** et de **Marie-louise Kavira LISSO**. Débutant encore, monsieur UHURU a l'honneur de vous présenter son deuxième roman, **Seguin dans un monde perturbé**.

Merci.

Seguin dans un monde perturbé

Au moment où j'étais en train d'achever le fond de liquide de mon soda, pour afin rentrer bonnement chez moi, apparut soudainement, devant moi en étant à mon siège (un endroit habituel où je prends mes boissons), mon ancien collègue de l'école secondaire; c'était juste 6 jours après une plus dure période vécue par tous les habitants de la ville de Goma. Il me parla aussitôt, très courageusement, d'une phrase douloureuse sans que je ne lui demande quelque chose d'une telle connotation : -cette génération est maudite **Michael** !

Je ne voulais pas en savoir plus car le plus souvent quand on commence ainsi devant moi, ce sont les larmes qui se sont toujours pointées la minute suivante, je me reconnais très émotif et Louise, ma mère et Bab, toutes deux femmes belles, le savent bien.
Et, pendant que j'étais en train de vouloir me lever comme on m'appelait avec insistance cette fois-ci au téléphone, pour une urgence chez moi ; mon ancien collègue reprit presque la même chose, en dépeignant de manière suffisante sa phrase de tantôt : -les ***hommes et femmes actuels ne connaissent pas ce que veulent dire les mots tels que : amour, mariage ou respect de la personne humaine; et le moindre humanisme n'existe pas dans leur vie quotidienne*** *Michau.*

Pour information, Michau, DEMICALO, ou encore Mica, l'un ou l'autre, était autorisé uniquement à mes amis les plus proches ; et lui, n'en faisait pas partie et naturellement donc, m'appeler de cette façon, sans autorisation, était gênant et inapproprié, mais……bon il me fallait l'écouter, ça valait ma peine.
Deux minutes après, j'avais compris qu'il voulait me parler de quelque chose qui le transperçait sérieusement le cœur et dans une large mesure, le fond de sa phrase rencontrait ma manière de voir les choses, étant donné que le dénominateur commun des comportements affichés par la majorité (vieux, vieilles, jeunes garçons et jeunes filles du présent moment) était du n'importe quoi, de la sottise, donc l'écouter s'imposer. Je m'en étais rapproché davantage pour la bonne audition et je lui avais aussitôt posé la question : -ça dit beaucoup ; je parle de tes deux phrases Seguin. Puis-je en savoir un peu plus ?
Il me dira : -prends un autre soda **Michael***, c'est moi qui paie, aussi je te demande de m'écouter attentivement; et si tu pourras t'en souvenir un jour, tu l'écriras, bien sûr si ça vaut la peine. Je sais que tu enseignes bien et tu écris, et je te dis sans la moindre flatterie : enseigner bien est le fruit de l'intelligence mais écrire, c'est   un signe témoignant un état surdoué.*

Par Michael UHURU

6

Seguin dans un monde perturbé

J'aimerais, si ça arrive que tu le fasses, que le monde entier connaisse ce que j'ai vécu, qu'il comprenne, à partir de cela, ce que plusieurs autres congolais ont enduré ces dernières années. Je vais ainsi commencer par le début, un génial début quand tout m'était très paradisiaque, une très belle histoire vécue avant qu'un acte barbare ne soit commis un jour chez moi pour rendre toute ma vie amère; ça sera donc long.

1

Je revenais de mon lieu de travail très lentement, c'était ce que je faisais tous les jours depuis presqu'une année ; et ce que je désirais plus que tout, c'était vite rejoindre mon admirable épouse chez nous à Himbi II, ce beau quartier dans lequel nous avions établis notre petit nid d'amour depuis quelques mois. Toutefois, il fallait d'abord passer chez ma belle-mère pour une très courte salutation de routine.

Sur cette route, menant vers chez elle, que j'empruntais tous les jours, et qui constituait également pour moi un passage obligé pour parvenir jusqu'à chez moi, et bien dans la soirée, s'affichait-là une facette cachée de la ville de Goma qui attirait toujours toute mon attention et me poussait à faire pendant un bon temps de l'observation. Ce monde confus se placardait devant moi exactement quand je dépassais juste l'étape du stade de l'unité, à 30 mètres de l'hôpital public provincial. C'est juste à partir de quelques mètres de là que commençait un vaste marché nocturne, à l'état presque barbare, et dans lequel la débrouillardise la plus inénarrable était la seule voie qui menait vers un sombre petit bonheur.

Quand je m'arrêtais là souvent, toutes sortes des comportements noirs et les créativités impressionnantes se faisaient une compétition baroque devant mes yeux, prendre-là une décision dépendait de la force de frappe marketing des uns et des autres. En fait, voir comment des marmites jaunâtres pouvaient constituer un véritable outil de publicité, s'apercevoir que les danses improvisées et crues pouvaient pousser à prendre la décision d'achat, et se rendre compte que les gestes drôlement audacieux étaient en réalité des armes efficaces pour la conquête du marché et voir à côté des demoiselles vraiment à poil se trémousser jusqu'à faire pleurer les organes sensibles, et bien tout cela faisait bonheur et horreur.

En réalité, c'était un monde impensable aussi bien par sa merveillosité que par son originalité. Bref, c'était un grand monde qui n'avait rien à avoir avec ce que l'on pouvait croire la journée en voyant la propreté de nos filles et garçons dans les grandes rues de Goma et surtout, la belle vue remarquée quand on pénétrait certaines universités, où apparemment une chemise ne pouvait aucunement se faire voir sur quelqu'un deux fois la semaine ou

Par Michael UHURU

Seguin dans un monde perturbé

même seulement quand on fréquentait les hommes politiques vivant dans une grande abondance et passant souvent leur temps dans de grands hôtels où la modernité constatée n'avait rien à avoir avec le monde dit sous développé.

En outre, j'y voyais également, surtout du côté d'un garage, des insolites et des anomalies de tous genres chaque jour, et toutes, ne se ressemblaient jamais. Sur cette route en effet, j'apercevais souvent des choses très confondantes et plus que déroutantes, qu'on ne pouvait voir, je crois, nulle part ailleurs dans le monde. C'étaient principalement des choses infaisables qui produisaient dans le cœur de n'importe qui les sentiments d'être en face d'une situation de grande perdition en se retrouvant inconsciemment ou consciemment sur une planète inconnue, pourtant, étant même dans sa propre ville très bien connue. Parfois c'étaient des choses qui flagellaient totalement le sens et l'amour propre ; des évènements se déroulant-là étaient aussi très nombreux et faits avec incroyable courage, et cela blessait, amusait et surtout apportait grand plaisir quand on voyait les femmes pauvres et crasseuses très animées par un puissant sens de survie, lesquelles n'avaient que souvent des beignets et cacahouètes en nombre très limité mais avec grand espoir pour leur lendemain, bien sûr misérable, cependant un lendemain tout de même. Et le gros des évènements malheureux était produit par des voyous très audacieux ; ceux-ci accomplissaient des actes qui n'avaient rien à avoir avec ce que l'on pouvait, à l'extrême même, espérer venir des hommes, possédant même la moindre cervelle. Parfois je voyais s'exposer devant ma face et très courageusement d'ailleurs, de pires idioties bien faites comme s'il existait quelque part dans la ville une salle où l'on préparait continuellement en répétition ces genres des scénarii, avant leur exposition en public, sous l'accompagnement minutieux d'un maitre en la matière ayant une expérience très longue.

Sur cette route de temps en temps aussi, il n'était pas très surprenant pour moi de voir un voyou forcené et surtout drôlement vêtu, s'en prendre, sans aucune raison évidente, à une vendeuse de braise, en la menaçant courageusement d'un grand couteau, rougi par oxydation ou voir une pauvre fille, d'une hygiène quelconque, se mettre nue sans aucun souci pour sa dignité, pour exprimer ouvertement son état très malheureux de l'estomac ou simplement un manque de compagnie pour la soirée. Il était courant surtout de voir devant soi surgir des bagarres périlleuses, qui découlaient souvent des incompréhensions multiples et insaisissables et

Seguin dans un monde perturbé

celles-ci, le plus souvent, apparaissaient facilement comme naturellement les ténèbres accompagnent les nuits tombantes ; et celles-ci s'achevaient quelque fois par des morsures étonnantes mais sans qu'aucun des participants à la barbarie, à la fin, ne soit obligé de passer à l'hôpital pour un quelconque petit examen qui puisse exister.

Sur cette route de toutes les aventures et multiples activités de survie, aucun des faits n'avait jamais été un jour normal, en réalité aucune chose, même visiblement simple, ne pouvait s'expliquer facilement là quand on y passait; il fallait toujours une curiosité intrépide et minutieuse pour saisir parfaitement un moindre motif à la base ou même parvenir à s'emparer aisément d'un fait susceptible de faire comprendre un quelconque petit évènement. Comment, se demandaient certainement plusieurs, l'on peut se battre et manger juste après ensemble ? Comment là où n'existe pas de police ou un ordre banal mais le calme pouvait y être parfois et permettre à certaines personnes de mener des activités lucratives et penser à un lendemain ? Comment l'on pouvait comprendre la cohabitation entre voyous, marchandes, putes, détraqués et policiers égarés par la bière? Comment expliquer l'apparition de la paix quelques fois, dans la mesure où ce qu'on connaissait de cet endroit était que l'Etat n'y existait pas, la morale faisait peur, un endroit où la courtoisie ne faisait pas partie prenante ? En réalité, c'était réellement un monde superbement plongé dans les ténèbres, le rendant invisible, mais où était obligé de vivre une grande communauté humaine très pauvre, presque encore à l'état primitif et surtout sauvage, et ceci balayait automatiquement tout ce qu'on pouvait s'imaginer sur la beauté de la ville, quand on était dans son beau bureau climatisé la journée, dans un espace où la modernité à l'américaine s'étalait correctement comme des cacahouètes sur des tablettes. Bref, ce n'était pas plaisant de voir tout ça et les racailles rendaient encore cela amer quand un homme n'était pas là, un seul capable de faire l'impossible, un certain « grand maître », appelé PKT.

En fait, je l'y voyais souvent s'imposer sans qu'aucun autre homme vivant-là ne lui résiste même pas timidement, peut-être aussi même intérieurement c'était impossible. Ce très minuscule grand maître, dont je venais tantôt de faire mention, avait un charisme sans pareil, une apparence totalement intimidante et une particularité très persuasive. En fait, il avait seul au monde la responsabilité de gouverner toute une grande cité dissimulée et dont l'existence matérielle apparaissait avec la nuit ; un grand monde invisible où aucune prière des saints n'inspirait la moindre confiance et

9

Seguin dans un monde perturbé

aucune louange, même si profonde ou angéliquement inspirée, n'apportait un quelconque soulagement psychologique et même quand un prédicateur audacieux y proclamait des prophéties courageusement, personne n'y prêtait la moindre attention ; c'était véritablement une cité, par excellence, où les grands voyous se côtoyaient tout le temps, en exhibant ouvertement ce qui avait de pire, d'immoral et de barbare dans le monde, à côté de ceux et celles-là qui cherchaient nuitamment à répondre à leurs besoins. Dans cet endroit en effet, les créativités les plus sophistiquées étaient au rendez-vous pour espérer y gagner quelque chose, le marketing mix contextualisé et sauvagement aménagé, était mis en œuvre; le mix classique, souvent enseigné dans des universités, était enrichi. C'était cela qui permettait la survie, l'espoir et la foi, pas autre chose. Les slogans obscurs, les termes les plus baroques, les cris d'oiseaux et d'animaux imités, se mariaient tous pour simplement convaincre et attirer.

Dans une large mesure aussi, cela nécessitait la bonne compagnie d'un comportement convaincant, souvent couplé à la danse, laquelle avec une apparence sauvage, se faisaient ardemment concurrence. Ils cherchaient des noms, slogan et cris, capables de toucher les cœurs des passants et curieux, en les foudroyant des choses incroyablement poignantes ; moi je voyais une Afrique noire qui se réveillait finalement de son profond sommeil, une Afrique aussi au climat tropical qui sortait enfin de son oubliette et celle-ci devenait de plus en plus bien positionnée dans la cour des grands en créativité marketing ; en effet, les théories nouvelles d'attraction de la clientèle ou de conquête du marché voyaient le jour. Mais malheureusement, il n'y avait personne pour écrire et pourtant, si elle s'y trouvait, l'école théorique de Goma naîtrait incontinent. Aussi souvent, tout le monde avait intérêt à paraître agressif, à avoir un air intimidant, surtout pour tenir quand PKT n'était pas là.

Au minimum, pour conserver son pain gagné après sueur de front, il fallait qu'un seul regard sur toi dans cette rue fasse savoir aux différents brigands que tu étais véritablement capable de tuer par simple antagonisme et en cas de supériorité physique incontestable, appeler PKT sur son phone inexistant, ou de mordre les lèvres et les bouffer pour punir un type t'ayant sauvagement regardé, même en cas d'une mauvaise intention supposée recelée pour distraction par vous ; ou simplement même par petite incompréhension du genre petite blague un peu déplacée, ou de te déshabiller très facilement et faire un carnage en cas d'attaque.

Par Michael UHURU

Seguin dans un monde perturbé

Il fallait donc paraitre-là comme quelqu'un qui porterait sur lui une grande marque, énergiquement faite en sang rouge, et en pleine face : *les mecs !* *Vous qui prenez les choses d'autrui, n'osez jamais toucher à ce qui m'appartient et moi-même, sinon vous le regretterez pour toujours, PKT me connait aussi.* Comme ça, on ne toucherait rien de vous dans cette rue, bon, c'était lorsque le bout d'homme était absent.

Le type en question, PKT, portait, contre toute entente, toujours et à chaque lieu, un sac ravagé partout des trous ; et on l'appelait massivement **Polono Kura Tilapia**, tonton PKT « grand maître ». C'était un nom qui avait une origine inconnue chez tout Africain, mis à part le nom d'un poisson à la fin, Tilapia. De toute évidence, ce nom ne signifiait rien pour tout ce monde-là qui l'avait pour chef.

Ce PKT avait une popularité sans égale dans cette rue, les gens débonnaires semblaient l'aimer de tous leurs cœurs, surtout les nombreuses vulnérables vendeuses de braise, des fretins, des beignets et des cacahouètes, pour lesquelles autre fois, selon diverses sources d'informations, les recettes à conserver dépendaient de simples humeurs des brigands très nombreux et qui étaient continuellement aminés par le souci de s'accaparer de tout ce qui était devant eux sans la moindre pitié pour ceux qui l'avaient gagné. Pour eux donc, leur sauveur incontestable était ce petit PKT, petit seulement de taille.

Quand on essayait de poser une petite question sur ce qui se vivait là en temps de paix et vouloir savoir la vraie raison de la survenance toujours soudaine de l'ordre quand PKT était présent, aucun des vivants de cette rue n'avait droit d'y répondre sans la permission de ce jeune homme apparemment plongé dans une claustration obscure, qui le poussait à employer très aisément un style drôlement distinctif, laconique et convainquant, qui refroidissait la chaude situation et poussait tout ce monde voyou à rectifier totalement les tirs mais apaisait les gens fragiles qui y luttaient pour répondre misérablement à leurs besoins primaires.
Quand on insistait souvent, étant donné cet intérêt immense de comprendre au moins la moindre chose de ce qui s'y passait, il apparaissait aussitôt qu'on était au niveau du complément de la phrase. Il ouvrait ainsi très commodément son sac, un geste qui faisait aussitôt échapper de ses yeux un éclat super intimidant, il y prenait de la cigarette tout en vous fixant férocement comme s'il voulait vous bouffer avec son mégot.
Après ce geste effrayant et toujours bien effectué, un bruit déroutant

Seguin dans un monde perturbé

provenait toujours de son petit sac sans que personne ne puisse savoir de quoi il s'agissait réellement là-dedans. Et à chaque fois qu'il y prélevait sa seconde cigarette, de la précision survenait alors, il s'agissait du bruit d'un drôle petit animal qui y faisait un grand mouvement émancipateur. C'était certainement une souris voulant se libérer de ce sac sale et gravement fourmillé par de petits trous. Et autre chose bouleversante, c'étaient ses pieds, ils étaient drôlement longs qu'aucune chaussure déjà fabriquée jusque-là ne pouvait en résister sans se rompre et corrompre. Voilà pourquoi même PKT ne préférait que porter des sandales faites en pneu.

Quand il était là, présent, l'information sur sa présence circulait parfaitement sur toute l'étendue de son territoire, et aucune bagarre ne s'y produisait même timidement, il semblait totalement contrôler tout ; il prenait le dessus absolu sur les voyous les plus obscurs au monde, qui croyaient être vus partout où ils se trouvaient, et ce, malgré l'immensité de leur ténébreux milieu de vie. Son autorité était aussi sur tous les paisibles marchands des maïs et des patates, sur toutes les putes aussi agressives, venimeuses que remarquables qui étaient là toutes les soirées en position de charme, et toujours très concentrées, effectuant de temps en temps de bons gestes séducteurs dans leur vrai jardin où semer et récolter coïncidaient parfois sans grande difficulté. Sa réputation, d'homme fort, faisait que chacun puisse s'interroger sur lui, en y passant, et assister directement à la façon dont ses œuvres grandioses étaient réalisées, notamment quand il intervenait sans bruit, sans acharnement quelconque mais avec volonté profonde et souci incessant de réussite. J'entendais dire les gens, surtout les femmes, qu'avec lui, l'échec n'existait qu'en théorie.

Son physique était unique parmi les humains, son corps paraissait dur comme de la roche volcanique, on voyait planer sur son visage une sorte d'insensibilité à n'importe quelle chose qui pouvait faire souffrir la chair humaine. Sa sueur étincelante interminable accroissait son étrangeté, celle-ci brillait tellement que je prenais souvent du papier mouchoir, croyant qu'elle était sur mon front, chaque fois qu'il était là en grandes opérations salutaires. Et avec son coup très enfoncé dans les épaules, il était amusant et ressemblait à un bossu très affecté par sa déformation sans vraiment l'être. Je m'imaginais ainsi parfois, sans que je ne sache ce qui m'en poussait exactement, un scénario dans lequel quelque chose de fort pouvait le transformer d'un coup en boule mais, tel qu'il était, j'étais certain que toutes les capacités naturellement promptes de revenir, aussitôt après, à sa situation initiale, sans aucun problème, lui étaient commodément

Seguin dans un monde perturbé

réalisables comme le fameux petit jouet extra-terrestre d'un pauvre enfant dans un populaire film chinois de la décennie passée.

Aussi, avec sa peau très noire et surtout avec sa forme biscornue et tourmentante, il était de toute évidence capable d'endurer la plus dure souffrance comme celle de se voir enlever la peau sans pour autant manifester un quelconque signe de douleur ou même vouloir s'en éloigner un instant. Il donnait plutôt l'air de quelqu'un qui se permettrait d'ouvrir pendant un temps pareil son habituel sac, tout en encaissant, y prendre souriant de la cigarette et se mettre à fumer en renvoyant très haut, avec allégresse, de la fumée, tout en voyant son sang couler çà et là. Cette caractéristique purement insensible suscitait de la curiosité pour tous, surtout pour ceux-là qui passaient de temps en temps-là avec intérêt de saisir au moins la moindre chose de ce qui s'y passait.

Tous les jours quand je constatais l'état peureux de tous les sacripants et badauds quand il arrivait et surtout quand il passait, avec fierté étrange, sa grande troupe, de petits voyous un peu récalcitrants pour plus de dissuasion, en revue, il m'était dès lors clair et certain qu'aucun d'eux n'avait la taille de rivaliser contre lui pour un bon temps ; il était vraiment énigmatique et le seul roi régnant. C'était beaucoup plus, je dirais, la résultante de son ophélimité extrême d'assoir la paix sociale là où la crise sociale s'abattait déjà avec acuité.

Et par chance, quand on parvenait à interroger un type très loin de sa zone d'influence, dans des endroits où il ne pouvait pas accéder facilement, celui-ci disait seulement étant secoué de peur, pour faire voir de quoi il était capable, en faisant comme s'il parlait de ses capacités sans que PKT ne puisse même utiliser la moitié de son arsenal de puissance physique : *-Les gens disent que PKT est né seul MONSIEUR OU BOSS, et il parle anglais et français sans avoir été à l'école. Il n'a donc ni père ni mère, il n'a pas non plus de sœurs, donc aucune famille biologique. Sa famille et frères sont les gens de la rue et alors, tu bats quelqu'un quand il est là, tu meurs ; tu voles et il t'attrape, tu meurs ; tu brutalises une fille et il te voit, tu meurs. A l'âge de 10 ans, la calvitie lui avait arraché presque la moitié de ses cheveux et depuis lors, ça n'avance plus. Il connait tous les sports et le plus souvent il devient meilleur pendant qu'il ne joue que pour la première fois. Il est vraiment fort ce type, il porte une marque énorme sur sa tête, il avait volontairement évité la fureur de la foudre s'abattant sur lui, dit-on dans son village natal, pendant qu'il n'avait que 8 ans, 8 ans ! Il l'avait*

Seguin dans un monde perturbé

fait comme ce que font les sportifs en arts martiaux avec des coups sur le ring dans un combat de boxe. Alors, il est capable de tout, transformer cette rue que vous voyez en ruine n'est qu'une question de minutes pour lui. Voilà ce qui pouvait être appelé le CV de PKT, un jeune homme né quelque part de manière surnaturelle, et ayant échappé la fureur de la foudre à 8 ans et qui était apparu miraculeusement dans une rue de Goma pour y apporter son savoir-faire.

Eh bien, pour cette histoire de foudre, lorsqu'on était sans la moindre cervelle, on ne pouvait qu'y croire ; tout le monde y croyait même quelque fois quand on était emballé ; et cela, parce que vraiment cette histoire ressemblait parfaitement à ce qu'on espérait, de manière spontanée, entendre qu'on raconte sur lui comme histoire, comme vie ; la vie de cet homme, dit PKT, aux allures physionomiques impressionnantes mais très minuscules.

Autre chose enfin, c'était sa manière de marcher. En effet, sa démarche zigzagante, au lieu de faire penser à un alcoolisme outrancier, témoignait plutôt de la grande énergie ; il semblait seul au monde à posséder une vie sempiternelle. Il était énigmatique et prouvait ses aptitudes n'avait aucune nécessité pour faire accepter sa supériorité et voir les gens s'y soumettre sans hésiter. Quand je l'avais découvert dans cette rue, la première chose qui m'était venue à l'esprit était la vue d'un humain bénéficiant seul de l'immortalité, de l'éternité et qui, au lieu d'un chien ou des gardes du corps des voyous convertis, il se promenait avec un sac plein des trous, contenant en son sein une sorte de souris domestiquée simplement pour consolider davantage et à jamais sa supériorité, par ailleurs déjà incontestable. L'invincibilité, c'était la caractéristique essentielle de PKT.

Je m'imaginais parfois un ensemble d'armes modernes et même blanches lorsque j'étais préoccupé par la volonté de repérer celle qui avait la vraie force de l'endormir pour toujours un jour, mais je n'en trouvais aucune parmi celles connues jusque-là par les terriens ; j'avais la nette sensation de voir quelqu'un pour qui une balle tirée en sa direction ou même une roquette, n'atteindrait en aucun cas son corps, un homme pour qui une machette se briserait avant qu'elle ne touche même les poils de sa chair, un homme pour qui l'arme biologique se transformerait en bon air dans les cieux et qui susciterait en lui ainsi l'envie de voler aisément, lui étant un jeune oiseau ayant un intense souci de fendre pour la première fois de l'air. C'était le genre d'hommes pour lesquels aucun père humain, même très

Par Michael UHURU

illuminé et scrupuleusement doté en force physique, n'était à s'imaginer comme géniteur ; c'était un humain dont aucun frère, oncle ni une tante ne pouvait être accepté comme faisant partie de sa famille ; bref, c'était quand on s'interrogeait beaucoup plus sur ses origines, sur sa provenance, lui qui était vraiment lui. S'il disait qu'il n'avait pas de père ni de mère juste après une intervention héroïque, comme il en avait l'habitude dans cette rue, on n'avait pas autre chose à s'imaginer que lui croire, surtout en voyant comment il faisait asseoir son autorité dans une zone absolument difficile sans même prononcer un mot ; juste son petit regard et ses gestes disaient et faisaient tout.

PKT était vraiment quelqu'un qui possédait toutes les caractéristiques des hommes capables de dire ouvertement et les croire qu'ils sont nés par magie, car personne ne pouvait paraitre aussi ubiquiste comme lui si ce n'était pas un dieu; car en tout cas en m'y arrêtant comme je le faisais presque souvent, il me suffisait toujours de me poser une question sur lui pour le voir apparaitre, et se mettre à résoudre un malentendu dans un coin à quelques mètres seulement à côté.

Quand on lisait, par contre très attentivement, l'expression de l'éclat d'yeux des vendeuses de multiples denrées quand il apparaissait, celle-ci signifiait, sans s'obscurcir dans le moindre doute ou dans une confusion, un état de confiance finalement retrouvé, l'arrivée de l'assurance indispensable et très opportune, la sécurité, la tranquillité totale ; bref l'atteinte et l'apparition d'une vie meilleure. En outre, ses petits gestes, paraissant irréfléchis, modifiaient les attitudes de tout le monde, ils poussaient les uns et les autres à s'autocontrôler, surtout à s'auto-discipliner en tous points de vue.

Aussi, son âge n'était connu que par lui-même, les voyous et les vendeuses se contentaient de l'appeler Grand Ninja, Mukubwa, Maître, Mokonzi, Yaya, Protecteur, Autorité morale, Tilapia Géant.

Souvent l'on dit que l'apparence de quelqu'un indique sur ce qu'il peut avoir comme âge, mais pour PKT, la distance donnait des indices contradictoires sur ce qu'on pouvait estimer sur sa date de naissance. Quand je le voyais de loin sans mouvement, je pensais simplement apercevoir un jeune enfant de 12 ans maximum très charismatique, obligeant, sans difficulté, les grands voyous à faire le bon à contrecœur, à retrouver la notion de politesse longtemps oubliée, une chose qui était devenue très inappropriée pour ce qu'ils étaient désormais. Mais à une distance moyenne, en cas d'une belle vue sans lunettes, je l'estimais entre 45 ou 50 ans ; mais de très près, c'était juste un jeune de presque 20 ans,

15
Seguin dans un monde perturbé

disposant simplement des rides précoces à la face.

Jamais aussi je ne l'avais entendu s'exprimer, seuls ses gestes corporels suffisaient à donner ce qu'il fallait pour gérer les hommes les plus agités de ce monde ; et ainsi, faire revenir la paix dans les cœurs des gens les plus vulnérables et pauvres sous sa protection. Chacune de ses interventions se faisait toujours en temps convenable, avant que les gens ne puissent se faire du mal profond, incicatrisable et blessant.

Je m'imaginais souvent ce que pouvait manger un homme comme lui pour avoir un caractère dissuasif comme celui-là malgré sa très petite envergure physique, une qualité impensable comme celle-là dans un monde ardemment formé, une autorité suprême dans un monde de véritables égarés; un monde aussi qui était ignoré des autorités officielles selon moi.

Quand il était là, en plein travail, sa bouche n'intervenait point, ses intimidations en gestes semblaient dire ce qu'aucun verbe n'était à mesure d'exprimer, c'étaient des gestes qui faisaient apparemment mal plus qu'un bon fouet ou une bave bien appliquée par une main d'un coupeur artisanal des bois et celles-ci remettaient immédiatement le calme dans son royaume rempli d'insensés.

De plus en plus en l'y voyant en pleine action, je pensais qu'un seul mot prononcé par lui suffirait à métamorphoser toute la nature environnante, je finissais par admettre facilement qu'en cas d'un cri de colère lancé par lui alors, celui-ci ferait exploser toutes les vitres des voitures en passage.

En observant les personnes impliquées et ce qui se passait dans cette rue, même si cela provoquait des pulsions peureuses souvent, elle m'apportait aussi quand même des réponses sur des questions posées souvent sur la force du destin, laquelle nous surprend en apportant solution dans des situations désespérées, et pourtant nous pensions au départ que rien ne pouvait marcher dans ces circonstances. Difficulté ou désespoir, souvent, tôt ou tard, quelque chose intervient pour réguler ; en fait, ce milieu me fournissait des réponses, il montrait que même sans armée et police, le destin parvient à créer l'inimaginable, et PKT dans ce milieu me certifiait qu'une justice pouvait naitre de l'injustice, et ce même dans une situation de grande perdition, d'énorme incertitude, de véritable misère comme celle-là; là où étaient installés les voyous inimaginables, capables quelques fois de manger, avec grand appétit, les paupières et ongles des passants sans aucune hésitation, simplement en cas de manque de nourriture et quand ils manquaient quoi ravir dans cette rue.

Par Michael UHURU

Seguin dans un monde perturbé

Sans lui en réalité, aucune autre personne n'avait la possibilité d'en faire face pendant une minute et surtout qu'aucun d'eux n'avait le sang-froid d'oser faire quelque chose ou la capacité de stopper pour une minute les grandes errances de cette rue ; et l'on ne pouvait que se réjouir lorsqu'on voyait un certain ordre dans ce qui était déjà la résultante d'un grand chaos social et des actions méchantes des humains.

Je l'aimais autant que j'admirais les grands hommes des pays civilisés, ayant surpris le monde en transformant les haines en tolérance entre les supposés et réels ennemis et les peurs injustes ou réelles en assurances totales. Je l'aimais parce que lui, contrairement aux connus dans le monde, était là pour offrir la paix et la sécurité aux très faibles socialement parlant et économiquement vulnérables sans s'attendre un jour à une petite reconnaissance officielle et médiatisée ; il avait toujours à tout donner, à faire, à offrir, cela pour permettre la création et l'imposition d'une sorte de code de bonnes conduites là où rien de droit n'avait de place.

Ainsi avec cette bonne détermination, il était parvenu à étouffer totalement la persistante volonté de nuisance des voyous, leur liberté très gênante qui embrasait autre fois les habitants de cette rue jusqu'à transformer leur souffrance en un terrible calvaire. Il était donc là pour faire taire définitivement les volontés violentes nombreuses et l'immense férocité des voyous en permanente badauderie, là. Il était vraiment là pour permettre aux désespérés de mener leur petite misérable existence en ayant au moins la certitude de manger n'importe quoi le soir, après dures activités. PKT était véritablement le symbole de la tranquillité, un grand symbole de la paix dans cette rue étrangement caractérisée.
Voilà comment l'égoïsme de l'homme, son mauvais cœur et la corruption avaient fait apparaître un véritable leader et héroïque chef aimant et protégeant son peuple et à qui revenait toute la charge de changer le vécu quotidien des habitants de son terroir, ainsi les conduire vers un petit apaisement malgré leur grande tristesse, c'était un merveilleux homme qui apaisait les peines de ses semblables en grande détresse.

Il ne s'inquiétait de rien, il ne se voyait pas d'abord lui, il semblait mettre de côté son intérêt personnel, son égocentrisme, et il savait bien qu'il n'avait rien à espérer en retour. Il était conscient que la reconnaissance officielle ou d'une ampleur échafaudée ne viendrait jamais, mais lui faisait toujours, il agissait le sachant par son amour. Il était comme une sorte de

Seguin dans un monde perturbé

formidable grand dictateur parce qu'il n'avait que pour mission de gérer toutes les impossibilités soutenues et ainsi, cela constitué le seul moyen susceptible de conduire les très pauvres l'entourant et l'adorant vers un soulagement, même si étant plongé dans une situation saumâtre. Il permettait une bonne vie dans ce grand mouroir, où malencontreusement certains oubliés de la société avaient à tout faire pour s'efforcer de lutter pour leur petite survie.

En outre, plusieurs choses concouraient à sa réussite, notamment sa distance très expressive, son sens incomparable de responsabilité, son aptitude à apparaitre quand ça chauffait un peu, son regard dissuasif ; ainsi, les vivants de cette rue, surtout les marchandes, louaient tous ses mérites exceptionnels à partir de leurs yeux et attitudes et semblaient même prêts à lui réserver chaque jour, en apparaissant, un accueil du genre Jésus à Jérusalem, en signe de remerciements. Pour ceux-ci donc, PKT n'était pas seulement un bout d'homme comme l'on pouvait le croire en le voyant de loin quand on passait très vite ; c'était lui véritablement et comme ça se disait tous les jours par ailleurs massivement, un type fort et mythique, qui avait pu échapper, autre fois très facilement, la fureur de la foudre étant encore très jeune pour y croire; et qui désormais, par grande bonté, amour et courage, apportait, depuis son apparition inattendue dans cette rue, ce qu'aucun autre n'avait pu leur donner auparavant. Bref, n'importe quel autre humain doté de cette exceptionnalité ne pouvait que seulement avoir une telle réputation, et les petits voyous exaspérants n'avaient autre chose à faire que de le respecter et à agir convenablement malgré son gabarit minuscule, lequel aurait pu constituer son point faible par ailleurs.

Dans cette rue se vivait aussi une misère sans nom, et quand j'écoutais dire que certaines familles mangeaient à tour de rôle à Goma, c'est cette rue avec ses occupants qui survenaient immédiatement dans mon esprit. Cette rue était tout à fait particulière, drôle, unique et tout était nourriture ; on y mangeait presque tout. Les aliments allaient des viandes des chiens, en passant par des bœufs naissants, en fin des rats et autres rongeurs constituaient des repas privilégiés ; tout alors se mangeait là, l'attention à porter sur ce que le ventre allait accueillir était ignorée, ou tout simplement négligée. Et sur cette route étrange, même les animaux les plus drôles étaient obligés d'adopter des comportements adaptés à leur milieu, pour se faire accepter et beaucoup plus pour demeurer intacts, bien évidemment pour ne pas faire objet du plat de demain.

Par Michael UHURU

Seguin dans un monde perturbé

Ainsi, dans cette rue, les enfants savaient comment nourrir leurs familles après qu'ils aient uniquement prononcé le premier mot et ils n'avaient pas à réciter joyeusement le corbeau et le grand charmeur de notre enfance, le fameux renard, comme leurs semblables, en atteignant un certain âge. La plupart faisait très bien à 3 ans ce que leurs semblables pouvaient commencer à concevoir à 30 ans.

Ainsi, croire au changement dans cette rue était malaisé, le rêve le plus extrême allait uniquement dans le sens de se fabriquer un jour une grande table et commencer à y mettre chaque soir de la saucisse de bœufs, de porcs ou de chiens, et...pourquoi pas celle faite à partir des sauterelles ; bon, si ça existait. Et au plus, commercer de petits bijoux, miroirs et des ceintures, en cas de rare prospérité.
C'est pourquoi quand je voyais, sur différentes places publiques, les gens danser pour des hommes corrompus faisant de la politique, dans un tiers monde plongé dans une grande misère comme le nôtre, je pleurais abondamment. Je me demandais si ces danseurs, bougeant tout, ne voyaient pas que c'étaient ces gens qui étaient à sa base de la misère de leurs semblables que je voyais chaque fois en revenant de mon travail.

Toutefois, je me consolais en croyant qu'ils n'ont jamais eu à passer là où je passais chaque soir pour ainsi se comporter. Bon, c'était ça ma route, son côté sombre et incroyable.

Cependant depuis un temps, je passais là facilement sans y jeter même un léger coup d'œil ; bon, je voulais dire sans m'arrêter pour un bon temps comme à l'ancien temps ; ma préoccupation était devenue autre chose, elle était devenue désormais celle de voir instantanément ma femme à la maison en quittant mon bureau, j'étais toujours heureux quand son image dominait mon esprit, et surtout que l'on ne cessait aussi, çà et là de me dire, qu'elle était de loin la plus belle de toutes les dames de mon nouveau quartier. J'en étais davantage fier quand toutes les autres femmes du quartier disaient que j'étais très orgueilleux, insouciant et repoussant. En général je me ventais, quand j'en avais l'occasion par ci par là, pour ce poisson que j'avais tiré d'un grand océan en poissons majoritairement malades.

Indubitablement c'était très vrai ce qu'on me disait, je le savais très bien moi-même ; et cela même si je n'apercevais plus grand-chose de véritablement ensorcelant sur elle comme à l'époque de nos copinages de

Seguin dans un monde perturbé

grande folie à Himbi I, mon quartier très aimé.

Très fréquemment, je brandissais vigoureusement que ma femme n'avait rien de commun avec les autres filles croisées et je témoignais que j'avais trouvé ce qu'aucun de mes amis n'avait encore aperçu ; cette perception exceptionnelle était permanente et de plus en plus je le chantais partout, je disais que je possédais ce que tout le monde aimerait avoir un jour.

J'étais aussi envahi chaque instant par une sorte de voix très interne, aussi forte qu'enthousiasmante, qui me soufflait à chaque instant qui passait dans moi : -eh mec ! Tu ne sais plus que t'as épousé une fille vraiment canon ? Jeune homme, ta femme reste et restera belle, vos enfants seront enviés par tout le monde et aussi, ne l'oublie jamais : une très jolie femme, droite et douce comme la tienne, a droit à une vraie protection. Cela m'incitait à plus de retenues dans toutes les circonstances quelque peu aventureuses avec mes collègues en cas de brèves sorties entre 12heures et 14heures. Bref s'il faut le dire simplement, elle constituait mon paradis, elle était vraiment mon seul et unique bonheur. Loin d'elle souvent, je ne vivais que de manière exhérédée et pitoyable.

2

Souvent au boulot mon ami, à côté de ces hommes et femmes très âgés, je me sentais continûment comme cet ancien jeune enfant que j'étais chez ma mère, en train de demander à tout moment quelque chose à grignoter.

En fait, c'était ça avec ma mère, c'était toujours pour moi une habitude de lui demander vers 9 heures, le dimanche quand elle ne travaillait pas, avant qu'elle ne parte au marché pour les approvisionnements ménagers, ceci : -du marché ma maman, n'omet pas un paquet biscuit pour moi. Elle disait toujours : -je n'oublierai certainement pas mon fils, tu connais très bien ta mère ! Et que veux-tu d'autres mon petit Seguin ? Dis-moi mon petit trésor !

Le plus souvent je ne répondais pas, c'était principalement par imprécision totale sur le goût supplémentaire réellement voulu. Cela la poussait à dire généralement en y allant chaque fois : -comme si je voulais le savoir pour faire quelque chose d'autre !

En effet, elle savait très bien tout ce que je désirais, elle n'avait donc pas à me le demander pour me les amener en retournant. C'était elle qui savait depuis toujours ce que j'aimais réellement depuis mes premiers pas, bon, depuis ma naissance.

Ma mère, professeur d'histoire, connaissait tout ce que j'avais comme

Seguin dans un monde perturbé

goûts, cris, agissements, réactions, comme quand elle parlait de Napoléon et ses conquêtes ; c'était aussi certain qu'elle avait des indices sérieux sur quel genre des femmes j'aimerais épouser un jour. Oui, j'étais son unique fils aimé pour mériter toute cette attention et logiquement, disposer par elle de cette parfaite connaissance sur mes intentions profondes n'avait rien de sorcier.

3

Depuis un temps, une autre femme jouait, d'une autre manière, ce rôle important de me fournir toute chose voulue, sans bien sûr la remplacer, ma mère est ma mère. À côté d'elle, quoi que de loin plus jeune que moi, elle me faisait aussi tant de bien, elle m'offrait tant de bonheur, elle me donnait ce qu'elle avait de meilleur. Désormais et contrairement à chez moi en famille, j'étais plutôt un homme assis, complet s'il faut le dire ; un responsable comme disent les africains pour qualifier un homme apportant à sa famille tout ce dont elle a besoin ; un grand garçon qui s'assurerait désormais son paquet de biscuit en l'achetant lui-même. J'étais un homme ayant la responsabilité de donner à sa maison le fruit de la sueur de son front tous les jours.

Tout avait vraiment changé depuis peu pour moi, j'apprenais à vivre autrement près de la femme que j'aimais depuis belle lurette ; en fait, c'était auprès d'elle que ma vie allait se passer.

Je la voyais sur toute ma route en rentrant, bon, après un léger regard sur le monde de PKT. En réalité, sa jolie image ne me quittait plus d'une minute depuis qu'elle m'avait dit un jour, dans la cour de notre portion de terre louée : -eh chéri ! Écoute-moi, j'ai à te dire. Sais-tu que comparaison n'est pas raison ? Cependant le contraire est parfois bon en cas d'amour en parlant des femmes et des hommes. T'es mignon je le sais et j'adore véritablement ton visage d'un teint impeccable. Mon amour pour toi n'est un secret pour personne. Mon chéri, tu dois reconnaitre que je suis l'unique fille autre fois que tu voulais aimer pour toujours et je pense que ce sentiment demeure encore, hein ! Mon chéri, Seguin de mon cœur, comme cela est connu de tous, eh bien, tu as déjà tout vu chez moi, n'est-ce pas ? Mais je reste cette femme pour qui tu escaladais montagnes et collines quand je le voulais, pour qui la nuit ne disait rien quand j'étais là et je n'ai rien perdu de tout cela en vivant avec toi, je pense. Chéri, il est courant d'écouter dire les femmes que tous les hommes sont les mêmes, mais je te jure, c'est très faux, il n'en est aucunement question pour un homme qu'on aime, n'est-ce pas une comparaison-raison, étant donné toi ?

Par Michael UHURU

Seguin dans un monde perturbé

Ce qui est différent entre toi et tous les hommes pour moi, est que personne d'autre n'est capable de me faire sourire joyeusement comme je le deviens naturellement tous les jours en ta présence. Je suis convaincue qu'aucun autre homme ne peut y parvenir et me rendre heureuse comme je le suis toujours à côté de toi ; n'est-ce pas encore une comparaison vraiment raison ?

T'es tout ce que j'aime et tu dois savoir que je suis la femme qui mérite demeurer dans ta vie. C'est vrai et même évident, que tu vois des visages et tailles magnifiques partout où tu passes ; nous sommes à Goma, une ville reconnue pour ses filles aux tailles aveuglantes ; mais souviens-toi toujours que ta femme est de loin la fille à la parfaite taille et ayant le plus beau visage qui puisse exister pour toi et pour beaucoup aussi ; tu le verras, sans doute, à partir de nos beaux enfants bientôt, très bientôt.

Figure-toi que tous les matins en te réveillant, et tous les soirs en dormant, tu me vois toujours sans aucun maquillage, dans toutes les formes et sans m'être lavée ; sauf avis contraire de ta part maintenant, je suis toujours attirante et adorable, tu me le dis souvent. Tu écoutes des choses horribles venir de moi les nuits, c'est certain, mais rien n'est parti jusque-là ; bon, à moins que tu le dises maintenant. En tout cas, je pense que rien ne t'a déjà quitté. Cependant, tente un truc un jour avec une de nos filles de la ville si tu doutes ou si tu veux comparer et je t'invite à le faire d'ailleurs, tu verras que je te dis vrai, tu ne voudras plus jamais y aller en quête d'un mieux-être que tu aurais, peut-être dans ton imaginaire de conquérant, souci de découvrir.

4

Assurément, ce qu'elle disait me tenter, je veux dire : découvrir ce que cachent les nombreuses jupettes adorables vues çà et là, et je me disais parfois qu'il me fallait faire un peu d'expérience, surtout pour saisir parfaitement sa spécialité en la comparant à ce qui fait incendier la masculinité de plusieurs; et ce, même si pour s'en douter en réalité pour n'importe qui, il fallait d'abord couvrir son esprit de la pure naïveté et arriver ainsi à ne pas admettre l'état plus qu'extraordinaire de ma femme. C'est vrai qu'il m'arrivait quelque fois de le vouloir de tout cœur, les couleurs et formes féminines de ma ville faisaient toujours embarquer à un certain moment n'importe quel homme, mais je savais qu'elle avait pleinement raison et cela ne méritait aucun doute de ma part. Aussi, je n'avais pas à le faire pour ne pas compromettre ma dignité et la voie que je désirais suivre pour faire de moi un exemple à suivre. Je savais aussi très

Seguin dans un monde perturbé

bien que l'habitude rendait banal tout, mais elle, elle avait toujours un air magnifique tous les jours de sa vie, c'était vraiment elle la femme de ma vie et qui avait droit de bénéficier de mon inconditionnelle attention et de mon amour réel.

Avec ma Ruth, ma femme bien aimée, on se connaissait depuis la fac. Contrairement à tous les couples formés aujourd'hui selon les origines tribales ou régionales, des couples où l'on regardait d'abord d'autres considérations tel que le matériel, et bien entre nous deux, c'était uniquement l'amour, le vrai amour qui avait mis finalement ensemble nos deux familles. Cependant parmi nos amis et connaissances, personne ne pensait qu'on y arriverait un jour, même pas par miracle. Mais ça fait déjà 6 bons mois qu'on est ensemble et on se disait jour et nuit que rien ne pourrait nous séparer à part la mort ; nous en étions convaincus.
Ruth avait enduré comme je l'avais fait moi-même. Plusieurs disaient que rien ne sortirait d'un amour long comme le nôtre, mais elle m'avait épousé à la fin. Certains mal intentionnés fabriquaient des histoires pour transformer ce que j'avais de fondamental en hypocrisie dangereuse pour dissimuler mon comportement déplaisant, mais on se connaissait très bien pour ne pas se laisser faire à ce petit jeu des cons.

Ainsi, il n'était pas rare d'écouter dire ses amies à la fac, minute après minute, à notre troisième année d'amour : -qu'as-tu trouvé de spécial dans ce garçon-là ? Il ne peut même pas te payer un soutien-gorge mais tu l'aimes ! Il ne mérite pas ton attention ce type-là. Eh ! Ma chérie, toi tu rêves encore!
Elle en était choquée qu'à un certain moment elle avait jugé bon de ne point fréquenter toutes ces filles-là de mœurs légères qui l'entouraient souvent. Elle commençait à se rendre compte du risque de fragilisation qu'elle courait, qui résulteraient de leurs dires forts décourageants, très répétitifs et formulés intentionnellement pour la faire voir que je ne valais rien. Cette distance avait fait que notre relation aille toujours de l'avant ; ces actions entreprises volontairement par ces filles pour ma banalisation consolidaient fortement nos relations au lieu de le faire chuter, car cela la poussait à prendre plus de distance avec elles, pour ne pas se laisser corrompre par des pratiques matérialistes dominant le monde féminin. En fuyant comme elle le faisait, elle le rendait aussi solide que n'importe quelle force, aussi bien écrasante que violente, ne pouvait plus renverser.

Notre grand amour était devenu ainsi connu par plusieurs personnes à la

Par Michael UHURU

Seguin dans un monde perturbé

fac; et ma petite amie adorée, aujourd'hui mon épouse, était prête, à un certain moment de sa vie, à abandonner sa famille comme son entourage immédiat, pour ce qu'elle ressentait pour moi. Ah oui, elle était devenue plus qu'engagée depuis qu'on s'était promis un brillant avenir un certain vendredi à Buhimba, à notre sixième rencard dans une promenade très hallucinante.

Depuis que je connaissais Ruth, jamais je ne l'avais vu parler pour parler, elle ne dialoguait jamais beaucoup, chacun de ces mots était toujours bien jaugé avant d'être prononcé, c'étaient des mots bien mesurés en tous points de vue.

Pendant que tous mes amis s'enjôlaient à valoriser les dires de leurs multiples copines en causeries entre garçons, moi je parlais plutôt de son silence qui valait plus que toute parole. Le peu que j'entendais d'elle contenait tous les bons poèmes du monde. De son silence, l'expression de sa sincérité. Souvent, quand elle parlait, je m'attendais à une comparaison ou une sorte de valeur jusque-là cachée ou inconnue, qu'il me fallait entendre pour pratiquer et retrouver la joie.

De loin, toute personne ne pouvait que la croire timide et pourtant, ma Ruth dialoguait souvent sans émission de voix et ça avait une étendue plus considérable que celle des mots vulgaires et vides de sens que j'écoutais des autres filles auparavant. J'aimais ça, c'était la vie que je commençais à trouver meilleure par rapport à celle-là dont on se retrouvait avec une copine qui racontait, radotait, parlotait et enfin de compte on ne captait que des mots émis, rien que de longues phrases prononcées.

Parfois, quand des soucis de tous genres m'avalaient, mon seul espoir de soulagement était de la voir en vitesse afin de l'entendre formuler de courts mots de grande profondeur. Jamais je n'avais été déçu en sa présence, jamais. En aucun cas mes attentes n'avaient trouvé déplaisir quand elle ouvrait sa bouche ou même quand elle n'effectuait qu'un petit geste. On dirait qu'elle avait toujours une longueur d'avance sur mes problèmes, on dirait que mes problèmes n'avaient que d'existence loin d'elle. C'était ça ma Ruth. Et ce jour-là en novembre, quand je l'avais vu pour la première fois, j'avais senti mon cœur battre fort, une force puissante m'envoyait vers elle et une assurance exceptionnelle enveloppait mon esprit, et juste en la voyant, une confiance intense s'affirma aussitôt envers elle, en cette inconnue, sans qu'elle ne me dise même un mot, sans connaître un iota d'elle ; simplement à partir de son regard unique, serein, particulier, rassurant. Un temps après, ma bouche n'avait rien à dire, seuls mes gestes parvenaient à se dégager aisément de mon corps. Tout à coup, sans que je ne saisisse le sens de cet envoutement, ses mains rejoignaient les miennes et une histoire d'amour surgissait avec force. Un amour long et combattu qui avait abouti à un mariage tant voulu, tant attendu de tous les deux côtés ; mais la méchanceté humaine perturbera tout un jour, oh ! *On n'y est pas encore.*

Tous les jours, ma route de retour était longue, non pas seulement en termes de kilomètres séparant mon lieu de travail et notre humble demeure, mais parce que j'étais naturellement obligé de passer remercier ma belle-mère pour la femme qu'elle m'avait donnée, bien entendu après avoir observé quelques secondes PKT, l'Autorité de rue, dans ses œuvres. En fait, je le faisais tous les jours avant d'entamer l'étape de notre petite habitation.
De toutes les façons j'avais commencé ainsi par amour et reconnaissance, je procédais ainsi tous les jours pour me distinguer d'un petit hypocrite jouant à la petite dissimulation pour distraire pour un temps sa belle-famille. On spéculerait en m'y voyant, à part l'hypocrisie toujours mise en avant dans notre ville, à une exigence coutumière ou quelque chose de similaire ; cependant pour moi, aucune chose de ce genre n'était derrière mes actions, je le faisais tout librement. J'en étais moi-même heureux par ailleurs.

Julia, la mère de mon épouse, est d'une beauté confirmée je te le dis, je me disais intérieurement souvent, et bien chaque fois que je la voyais, que le grand éclat de ma femme venait d'elle, d'ailleurs elle ressemble aussi ma propre mère au visage, oui, ma maman.
Sa gentillesse est singulière et réelle, elle ne contient aucune hypocrisie comme chez plusieurs belles-mères Africaines. Quand je la regarde souvent dans les yeux, il m'a toujours semblé qu'elle me voulait comme gendre depuis mes premières apparitions chez elle; surtout aussi à partir des gestes et des actes effectués quand elle m'accueillait, non, quand elle m'accueille tous les jours, et son sourire est demeuré identique, inchangé.

C'était normal en fait, sans me vanter bien entendu, j'ai toujours été sérieux et correct pour mériter sa confiance ; mon éducation suscite toujours de la confiance partout où je passe. Voilà d'ailleurs encore ce qui revient de droit à ma bonne mère pour ses sages conseils et bonnes orientations, cet artisan de tout ce que je suis ; elle méritait avoir un fils comme moi vraiment.
Ma belle-mère Julia connaissait depuis presque 4 quatre mois mes préférences en gastronomie, et elle faisait tout pour connaitre mes goûts

Seguin dans un monde perturbé

dans ce qui existait dans mon univers sensible et saisissable.

Ainsi, avant la tombée de nuit chaque jour vers 18 heures, une bonne bouteille de la bière Munich était toujours mise sur sa table en salle à manger, attendant froidement et silencieusement ma gorge en dévastation. Je la prenais souvent avec détermination là-même, c'était plus en souvenir de ce jour-là quand elle avait dit à ma propre mère : -ton garçon est incapable de blesser ma petite donzelle Ruth, c'est vrai qu'il prend parfois la bière mais il est vraiment posé comme les religieux de la première ère.

Depuis un temps, je la prenais sans souci cette bière, j'en prenais souvent même je crois ; mais jamais, en réalité, je n'avais perdu contrôle suite à elle ; et cela se voyait en me regardant uniquement la prendre placidement à ma belle-famille depuis longtemps. Tout le monde comprenait, à mon actuelle belle famille, que j'étais incapable d'en abuser pour rien au monde. Mes capacités d'abuser dans ce domaine étaient insignifiantes pour provoquer un moindre scandale.

Julia savait aussi quand j'allais pointer chez elle. Et sa porte était chaque fois grandement ouverte ce moment-là et j'aimais cela grandement ; bref j'en étais toujours ravi. Je disais toujours en m'y pointant : -Bonsoir belle-mère, je suis là. -Mais t'as connu un grand retard mon beau fils, pourquoi ? T'as eu une panne sèche ? C'était cela sa phrase habituelle ; et comme un garçon habitué à dire la vérité, j'avais cherché à expliquer mon retard d'une minute ce jour-là, jeudi, de la manière la plus véridique possible : -non, belle-mère, je fais toujours le plein. Cependant j'ai été arrêté par un policier de roulage près de TMK ; il cherchait ce qu'ils veulent toujours. Il m'a pris vingt dollars et pourtant j'avais tous les documents avec moi. -Oh ces policiers ! Ils ne changeront jamais. Je t'offre seulement une bonne galette pas sucrée, pas non plus salée, ma fille t'attend nécessairement avec sa bonne sauce, je ne peux pas me permettre de te faire de la bouffe complète pour léser ma propre fille quand même !
Je me disais chaque jour, intérieurement, qu'elle avait pleinement raison ; ainsi je les mettais toujours dans mes mains et je partais immédiatement après la dernière gorgée.

Elle, ma belle-mère, donnait toujours de la force à mes convictions contrairement à mes amis actuels et anciens. Elle me rappelait que sa fille, mon épouse, avait droit de bénéficier de toute mon attention peu importe les circonstances et j'en étais motivé personnellement pour ce que je ressentais pour elle, pour ce qu'avait d'attirant et de valeureux cette petite

Seguin dans un monde perturbé

fille cadette d'autre fois de Julia, qui m'avait eu comme petit mari un certain samedi. -Bye belle-mère, bye belle-mère, je disais habituellement en partant. -Va directement à la maison Seguin, faut pas t'amuser à la con, comme tout le monde en route, mon gendre, elle ne peut pas supporter ton absence plus longtemps encore, hein, hein, à ta place j'irai directement la serrer dans mes bras sans me préoccuper de la dernière goute de bière à absorber ! Concluait-elle.

Elle avait toujours raison, car à chaque fois qu'elle achevait cette dernière phrase habituelle, un appel particulier venait toujours en sortant de sa maison, c'était celui de ma femme très adorée : -chéri, disait-elle aimablement avec sa voix très merveilleuse, t'es où ? T'es à quel niveau ? Je répondais souvent :- compte jusqu'à quarante-cinq et tu me verras bébé, je suis déjà en train de franchir psychologiquement le seuil de notre chambre, mais ce que j'ai annoncé comme minutes d'attente ne finira pas sans que tu ne me voie.

C'était en me souvenant d'elle et de son accueil continûment chaleureux que je m'approchais ce jour-là de sa maison. En atteignant la porte, je voulais frapper pour annoncer ma présence pour la première fois, car une voix interne me soufflait qu'il faille que je l'exécute pour la première fois, mais je ne l'avais pas fait.
J'avais ainsi poussé la porte et celle-ci s'ouvra aussitôt, très facilement, comme d'habitude. J'étais entré, et rien n'était sur la table comme à l'accoutumée et la maison, de dimension moyenne, semblait déserte. -Qu'il y a-t-il eu ici ? *Je m'étais demandé sans aucune anxiété* **Michael**, *je savais que ce n'était pas grave mon frère.* Julia, Julia ! J'avais appelé. Où es-tu ? *Cependant personne ne m'avait répondu.*

C'est pour cette raison que j'avais été envahi par l'idée d'appeler ma femme pour en savoir un peu plus, elle et sa mère s'appelaient plusieurs fois la journée, … mais pour une raison inconnue jusqu'aujourd'hui, je m'étais retenu, sans aucune raison, de le faire. Peut-être qu'en appelant quand je quittais là, tout ce que nous endurons n'arriverait pas ; peut-être oui, peut-être.
J'avais pris aussitôt mon chemin de retour, il était nécessaire que me rende jusque chez moi pour en parler avec ma femme de bouche-à-oreille. Je ne voulais même pas aussi essayer le numéro de ma belle-mère avant de savoir si ma femme, belle de visage et de sphéricité n'en savait pas quelque chose, dans la mesure où sa mère pouvait être dans son voisinage toute pénard et

Par Michael UHURU

Seguin dans un monde perturbé

sans souci, en train de faire ce qui lui semble plus important, malgré sa violation de consignes. En fin, je m'étais encore demandé : pourquoi ma bière n'était pas là ? Bon, sans y penser abondamment, je m'étais dit que ça ne pouvait pas être quelque chose de grave, c'était aussi possible pour elle d'oublier cette cérémonie créée par elle-même, ou peut-être qu'un autre visiteur audacieux s'était permis de la prendre et qu'elle serait en train de l'accompagner.

5

J'étais rentré dans notre première voiture, et une canne à sucre d'une provenance inconnue s'y trouvait, juste à côté de mon siège. Sans spéculation du genre présence satanique ou piège sorcier, je l'avais sortie de la voiture et elle fut jetée près d'un petit jardin sal, du voisinage de la maison de Julia, ma belle-mère.

Une dizaine des minutes après, j'avais démarré, et je voulais partir directement à la maison afin de comprendre la situation ; il fallait vite arriver pour voir ma conjointe et lui annoncer que je n'avais pas trouvé sa mère chez elle comme d'habitude. Il le fallait pour que nous comprenions ce qui s'y était réellement passé, même si j'avais la certitude que ce n'était pas grave, qu'il n'y avait rien à faire frissonner.

J'avais pris la route passant par Katindo. Depuis un temps, en effet, il m'était malaisé d'emprunter l'autre voie à cause de mon ex-petite amie qui avait ouvertement promis de supprimer ma vie pour avoir épousé une autre femme qu'elle ; et ce qui me poussait à plus de prudence, c'était le fait qu'elle le disait sans la moindre prévenance. Ainsi, j'en avais modérément peur, et je ne voulais plus depuis lors la croiser ni de près ni même de loin.

6

En arrivant près d'une boite de nuit sur la grand-route, je voulais regarder combien d'unités il me restait dans mon phone. En vérifiant, il n'y en avait pas suffisamment, j'avais ce qui pouvait uniquement permettre de dire bonjour et comment tu vas. Il me fallait ainsi quelques crédits supplémentaires pour les imprévus qui pouvaient provenir de n'importe où. C'est pour cela que j'avais immobilisé la voiture pour me procurer une petite carte de 5 dollars.

Juste après cet achat, j'avais repris place et j'avais redémarré. Soudain, avant que je ne puisse même arcbouter sur l'accélérateur, une fille m'arrêta très cordialement. Elle semblait, à partir de son attitude peureuse, vouloir

Seguin dans un monde perturbé

solliciter de l'aide. Mais chose drôle, elle connaissait aussi bien mon nom que mon prénom. Cela m'avait poussé à couper le moteur pour comprendre la motivation réelle de son action.

-Bonsoir Seguin Vimy, dit-elle, cette fois-ci tu t'es décidé d'interrompre le moteur ? Je t'informe que c'est la troisième fois que j'essaye t'arrêter mais tu ne m'as jamais regardé. -Qui es-tu ? M'étais-je permis de lui demander fermement. –C'est Clara, Clary ! Mais Seguin, on a fini ensemble l'école secondaire ! Tu m'as oublié ? M'avait répondu la fille. -Oh ! Mais tu étais de teint noir Clara, qu'est-ce qui t'as ainsi transformé ? T'es malade ? Mais t'es devenue très rouge que te reconnaitre devient difficile et exige de la présentation minutieuse pour te reconnaitre. C'est la nuit qui fait de toi très rouge comme ça ou c'est un maquillage à l'indienne mal appliqué ? Non, non, au juste c'est quelle sorte de maquillage ça ? En fin de compte, je ne savais même pas pourquoi j'avais posé toutes ces questions.

-Non, elle avait répliqué, étant bouleversée, je ne suis ni rouge ni blanche Seguin, je suis noire, vraiment noire. Tu ne connais pas bien voir les femmes, t'es comme ça depuis longtemps. Bon, de manière simple, si tu ne veux pas comprendre vite, c'est un teint particulier adapté au présent moment, se débattit-elle encore, en cherchant une réponse plus au moins convaincante. -Allez, monte, je lui avais aussitôt demandé en rétablissant le moteur en marche.

Mon itinéraire changea ainsi, il fallait me diriger vers chez elle, je ne pouvais pas laisser une ancienne collègue en route, quoi qu'elle avait bruni dangereusement.

En route, une curiosité vérificative orientait, sans que je ne le veuille, mes yeux vers elle. C'était précisément une curiosité glanée de la mémoire collective, remplie rien que de la peur, c'était celle de la voir se transformer en route en monstre et me prendre connement la vie pour de la simple gentillesse ; son teint était à faire craindre n'importe qui. C'était dû à l'actualité de la rue, laquelle depuis un temps dans la ville, disait que certaines filles méphistophéliques, revenantes, provenant souvent des cimetières proches, se transformaient en des gens connus pour seulement tuer les nuits les hommes aux appétits sexuels démesurés et autres victimes; et différentes personnes, y connaissant quelque chose, disaient que pour les découvrir, on n'avait qu'à vérifier leurs pieds pendant 5 minutes; ces filles-là ont des sabots à la place des pieds, affirmaient-ils, de temps en temps,

Seguin dans un monde perturbé

quand l'occasion d'en croiser une en train d'en parler, dans des endroits publics.

-Pourquoi tu me regardes comme ça Seguin ? Tu n'as pas l'intention de me faire dévier ma route je pense ! Et en plus, il ne faut pas t'en préoccuper si telle est ta volonté, ça ne servira à rien le faire. Seguin, Seguin, à l'intérieur de ma jupe il n'y a rien je t'assure ; si tu vois bien sûr ce que je veux dire. –Non Clary, c'est juste pour m'assurer que tu vas bien que j'ose te regarder de la sorte. -Ah bon ! Tu es sûr de ce que tu dis ? Ou c'est encore cette petite timidité de l'ancien temps ? Tu dois quand même savoir que tout change mon petit Seguin, actuellement on ne pleure plus pour avoir, c'est juste une petite commande sur un bouton et tu as automatiquement le résultat, sans aucun déplacement ni calcul. Le temps de la grande poésie pour penser réussir est révolu, le temps de se compliquer tout en désirant est vraiment dépassé pour nous les filles actuelles ou plus je dirais, pour nous les filles modernes.

L'évolution sentimentale des filles locales dans le temps montre que nos grand-mères aimaient mais ne voulaient pas qu'une main masculine s'approche de leurs corps avant le mariage, elles s'habillaient non sexy et cachaient les parties intimes. Nos mères ont tout changé quand elles devinrent femmes, elles embrassaient follement, mais elles cédaient difficilement ; et quand ça arrivait, elles pleuraient longuement la nuit de l'acte, en disant : j'ai commis un pêché, je ne répèterai plus, mais c'était bon, ahhha. La jupe portée montrait la bonne structure du corps, elle fixait l'esprit masculin sur le dissimulé.

Quant à nos grandes sœurs, là il faut des applaudissements car elles ont vraiment révolutionné les relations amoureuses. Pour elles, un jour suffisait pour apprécier et embrasser, le second était réservé à la nudité totale. Elles entraient les premières en chambres et y sortaient très heureuses ; en plus, elles avaient un point de vue à donner sur la manière dont l'homme s'est comporté, et cela faisait partie des raisons susceptibles de faire évoluer les choses; mais ne voulaient pas, à part leurs très proches copines, que le monde en soit au courant. Avec elles, le sexy était la seule mode, le pantalon et le blouson laissaient aux différents observateurs les envies et tout d'autre fois caché s'exposait à moitié. Nous alors, nous sommes égales aux hommes, la parité dans les sentiments. Nous draguons, pas ouvertement en prenant le devant absolu, mais nous séduisons fortement, une séduction qui dit clairement à la cible : je t'aime, qu'attends-tu ? Quand

Par Michael UHURU

Seguin dans un monde perturbé

nous sommes abordées, nous savons que tout peut arriver le même jour. Nous résistons simplement pour faire grimasse et surtout quand c'est le slip de la grand-mère qui est dedans. Et si l'homme prend son temps, on se demande si on n'a pas croisé un homme sans arme. Certaines prennent de l'argent et sont prêtes à tout, elles adorent plus les vieux friqués ; et les autres, dont moi, on aime les hommes beaux et l'endroit ne dit rien pour s'offrir. On fait la vie sans se gêner, on ne regarde personne quand on veut quelque chose. On ne voit pas un seul homme en tout cas, les hommes sont différents et l'on est motivé par le souci de les découvrir dans leur diversité. On ne porte pas des soutiens, c'est du passé, le string remplace le slip classique, et souvent un pantalon se porte sans rien dedans ; ça fait tuer les êtres masculins et les oblige, quand les os sont bien voilés par la bonne chair quelque part, à plonger dans une panique émotionnelle. Voilà Seguin. Je comprenais très bien son langage dévergondé et j'avais même adoré sa petite histoire sur évolution dans le temps des sentiments et habillements des femmes locales, mais je faisais tout pour la faire voir que je n'y pigeais absolument rien, en exposant correctement à côté d'elle une innocence et une incompréhension totales sur ses paroles purement allumeuses. Après tout, même si l'on pouvait avoir un appétit charnel aveugle et infini, pas avec cette Clara-là. Rien n'était intéressant sur elle, elle avait un corps semblable une viande en décomposition ou une plaie fétide. Et ce que je voulais, c'était uniquement la déposer chez elle et oublier pour toujours la mauvaise apparence de son corps.

–Ah, ah, oh ! Tu es toujours craquante Clara. J'avais dit pour la distendre, à défaut de trouver des mots justes, susceptibles d'exprimer ce que je ressentais sans la blesser ; bon, c'était une sorte d'ironie, car une femme, ça n'aime jamais la vérité quand elle désagréable.

-Je savais que tu succombais et voilà que tu finis par dire un truc intéressant. Et alors ? Avait-elle demandé en fin en me regardant telle une poule fatiguée de chaque fois courir quand elle doit recevoir un coq, alors elle reste sans même bouger. –Clara, je te dépose seulement, on est presqu'arrivé. On se reverra demain. -Tu as mon numéro ? Fit-elle, convaincue que je n'en avais pas. -Oui, je l'ai, je l'ai, penses-tu que je peux me passer de ton numéro et vivre aisément? Non, même marié, j'en suis incapable. Je ne perds jamais les numéros de gens qui me sont importants, m'étais-je exprimé ensuite. -Non, tu ne l'as pas, j'ai changé de numéro depuis un vol orchestré par les voyous de la rue ; aussi, tu me sembles très charmeur, ton langage a complètement changé, ta voix n'est plus celle d'un

Seguin dans un monde perturbé

bambin peureux, soumis aux petites restrictions morales, fabriquées en occident et très suivies uniquement dans le tiers monde aujourd'hui. Ajouta-t-elle. Sans l'avoir et comme je n'en voulais pas, j'avais insisté en disant : je l'ai, le nouveau. Pourquoi dirai-je avoir ton numéro en ayant l'ancien ? Si je dis que j'ai ton numéro, donc c'est le nouveau, pas l'ancien et tu n'as pas à douter, quand je serai chez moi, je t'appellerai pour le prouver.

Quand nous fumes arrivés à destination, elle m'avait adjuré de descendre afin de saluer ses parents, et je ne savais pas ce qui motivé son insistance. En descendant de la jeep, les souvenirs de mes anciennes arrivées là se révélèrent tout d'un coup ; et en entrant au salon, eh bien là, tout m'était devenu clair, sa famille ne m'était pas vraiment nouvelle ; c'était pour moi donc, dans ma jeunesse, une habitude de m'y rendre pour Clara; je sortais avec elle avant. -Comment j'ai pu l'oublier tout ça alors ? Je m'étais demandé en prenant siège dans leur salon, à côté de son père. C'est de cette façon-là que j'avais compris pourquoi Clara m'avait parlé en route de la « timidité de l'ancien temps ». C'était vrai par ailleurs, à cette époque j'étais timide et peureux, j'étais toujours prêt à désarmer le premier en cas de discussion entre nous deux sur des thèmes sérieux de couples. Dans une large mesure aussi, il n'y avait pas pour moi à se poser plusieurs questions sur mon oubli, cela ne pouvait que m'arriver ; ma Ruth à moi, avant qu'on ne prenne la décision de nous unir pour le meilleur et pour le pire, avait déjà effacé toutes mes anciennes aventures de la mémoire.

Sa famille n'avait pas encore changée, elle était toujours très accueillante et stable, à part bien sûr son père qui semblait avoir la volonté de plaisanter dans tout ce qu'il faisait comme mouvements; même ses différentes façons de se tenir pouvaient amener à plonger, sans le vouloir, dans l'hilarité. Aussi, il avait déjà un visage sérieusement envahi par des rides mais présentant, peut-être par l'effet du poids de l'âge, un aspect purement amuseur, comme celui d'un comédien Magrébin; et il agissait à la fois avec grimace adolescente et souplesse très agitée ; surtout il me semblait très accablé par l'âge et il laissait volontairement s'allonger sur le menton une longue moustache très blanche.

Sans se gêner devant toute sa famille, là je dis femme, enfants, oncles et tantes, une famille à l'africaine, il sortit loyalement de sa bouche de l'humour ou, en réalité une vérité purement sensuelle et très longue : -eh ! Dit-il avec sa voix rauque, qui tapa par ailleurs terriblement mon tympan, t'as tué un éléphant aujourd'hui Clara ? Aujourd'hui est un grand jour pour

Par Michael UHURU

ma fille je vois, elle mérite honneurs et tapis rouge ! Cette fois-ci tu te fais accompagner par un homme non piéton et non couvert par la poussière locale ? Toutefois Clara, oh ma Clara ! Jusque quand t'auras à cuisiner les hommes comme ça ? Tu n'auras pas une médaille sanctionnant cette terrible vie de cochonne que tu mènes ma fille !

A la fin, j'avais compris qu'il ne s'agissait aucunement de l'humour, c'était plutôt une malheureuse vérité. Il en ajouta, en s'adressant cette fois-ci à moi, et en me regardant fixement sans cligner et de manière très grimaçante, que cela finalement m'incita à rire stupidement comme un véritable con, en disant : eh Jeune-homme, tu t'es permis de faire la cour à ma dangereuse fille, Clara ! Il dit ensuite sérieusement contre toute mon attente, moi qui pensais, cette fois-là et sans doute, à une simple plaisanterie, habituellement faite dans sa maison : -je te conseille de partir loin de ma fille tout de suite, elle cherche seulement à coucher avec toi et te laisser tomber par après. Elle s'est amusée avec mes voisins, plus vieux que moi, les blancs de toutes les origines, les rouges et même les asiatiques n'ont pas été épargnés dans ses conquêtes; contrairement à toutes les filles que j'ai vues dans ma jeunesse, c'est elle qui chasse après.

Aujourd'hui, c'est toi sa victime et n'espère pas grand-chose après, tu partiras comme les autres après deux ou trois grands rendez-vous. Elle est devenue sauvage, cruelle, surtout, je pense, démoniaque; elle n'est pas contrôlable, et elle n'est ni apte, ni motivée à saisir le petit conseil qui puisse exister. D'où elle vient ? Tu peux te le demander si t'as pas été avec elle depuis longtemps ; mais ici, personne n'ignore d'où elle peut venir à une heure pareille, on connait tous ici qu'elle ne peut que venir des boites de nuit après une fructueuse et éclatante ronde de petites chambres nombreuses ; c'est ça sa vie désormais, et ses capacités physiques très travailleuses sont épargnées de la fatigue, l'épuisement n'est pas Clara en tout cas. Je la connais vraiment bien depuis un temps jeune homme, cette fille qu'on dit être venue de moi, ma fille ainée de jadis, sur qui autrefois reposait toute ma confiance ; en tout cas c'est une fille qui n'a rien de digne actuellement, ou peut-être sa dignité se trouve être maintenant cette activité dangereuse d'aider le monde en offrant ce qu'elle a de précieux en tant que femme. Hé, hé, hé ! Elle est sociale, disent certains vieux de mon quartier, tu vois petit ?

–Papa ! Pourquoi parles-tu toujours de manière désobligeante ? Tu ne penses pas que j'ai aussi droit à une bonne réputation ? Répliqua finalement

Par Michael UHURU

Seguin dans un monde perturbé

Clara.

-Réputation ! Dit le père. Oh, ma fille, je ne vois pas du mal à dire la vérité. Qu'elle soit déshonorante, blessante ou méchante, c'est la vérité. Si t'en as honte comme tu veux le faire voir devant ton invité, pourquoi ne t'arrêtes-tu pas simplement pour ton honneur ou pour cette réputation dont tu veux parler ? Ce n'est pas à dire que ça me plait le dire comme ça, aucun père ne peut le vouloir pour sa fille, en tout cas pas. Seulement, je ne sais plus ce que je suis devenu à cause de toi. Une fille ainée qui devient comme toi empoisonne toute la famille, voilà que ta petite sœur s'amuse aussi dangereusement aujourd'hui à cause de toi et qu'est-ce que tu veux qu'un père comme celui-là fasse après tout ça ? J'ai perdu mon sens de père à cause de toi, et je ne dis que ce qui m'arrive en tête sans vouloir faire allusion aux conséquences qui peuvent en découler.

Après ces paroles, finalement il me reconnut, lorsqu'il éplucha bizarrement une mangue presque verte. Sans ajouter quelque chose de plus sur la vie de sa fille, il la mangea avec grande convenance, sans même se rendre compte des effets nuisibles de la consommation d'une mangue toute verte sur les tierces dents voisines. D'ailleurs, mes dents enduraient déjà les conséquences de cette tonalité très croustillante.

Et comme un petit ado secoué gravement par une grande popularité inattendue, d'une minute à l'autre, il changeait sa façon de tenir le petit couteau en sa possession. On croirait, en le voyant, que toutes les caméras du monde étaient fixées sur lui; d'où la nécessité, pour lui, de fabriquer rien que des agissements enjôleurs. Aussi, son corps féminin n'avait rien à avoir avec ses mains comblées et noires, et celles-ci donneraient vraiment à n'importe qui l'impression que fracasser un mur en béton à mains nues lui était très facile comme découper un petit pain à la main pour les autres.

Il se mit aussitôt, les minutes suivantes, à me serrer dans ses bras, tout en murmurant dans mes oreilles ces choses : -où étais-tu passé jeune homme ? Oh, si tu étais resté avec elle, elle ne serait pas aujourd'hui ce qu'elle est devenue ; est-ce que tu te rends compte des conséquences de ton action alors, hein, hein ?

Cette dernière phrase prononcée par lui m'avait touchée, mais je devais attendrir mes émotions pour ne pas dire ce que je ne devrais aucunement pas, étant donné mon statut et mes convictions ; dans certaines circonstances parfois, se manger la langue est vraiment la meilleure solution ; entendre dire qu'on a été la source de la méconduite d'une fille n'est jamais à souhaiter écouter venir d'un parent. Bon, j'étais devenu

Par Michael UHURU

Seguin dans un monde perturbé

quelqu'un d'autre et me laisser conduire par des souvenirs coupables n'était plus approprié. Dans une certaine mesure, j'étais quand même heureux de retrouver encore une fois cette famille qui m'accueillait chez elle pendant mon jeune âge sans me compliquer, cette famille qui était vraiment très adorable et soudée à l'époque.

Mais avant de partir, une question sans réponse me tortura énormément :
-Clara faisait quoi à l'extérieur à cette heure-là en mini-jupe ? Et pourquoi avait-elle bruni jusqu'à faire peur aux gens comme ça ? Etait-elle devenue cochonne ?
C'était possible qu'elle le soit, c'était une évidence d'ailleurs, les paroles de son père indiquaient quelque chose sur ce qu'elle faisait désormais.
Mais je m'étais passé de tout par la suite, sa vie ne me regardait plus, je devais donc rentrer chez moi et voir ma femme, elle en avait besoin autant que moi.
Pendant que je me levais pour partir, sa petite sœur me souffla avec courage une phrase incompréhensible, toute souriante sans se gêner, dans mon oreille gauche : -si tu reviens demain mon grand, je te ferai ma chambre gratos.
Sans comprendre ce qu'elle voulait dire, je m'étais levé pour partir.

J'avais compris à partir de Clara que je minimisais mes aventures. Je pensais depuis longtemps qu'il n'y avait eu que deux ou trois filles fréquentées avant que je ne croise ma femme ; mais avec cette découverte de Clara dans mon ancienne vie, il me fallait recadrer mes souvenirs sur les anciennes conquêtes. J'avais certainement eu d'autres aventures à part celles supposées vécues.

Mais au bout, j'avais trouvé que ça ne servait à rien de me lancer dans cet exercice de recadrage, c'était un passé qui n'avait rien à faire avec mon statut de mari, dans la mesure où ma femme était maintenant là, constituant mon passé, mes aventures, mon présent et mon avenir ; je n'avais plus à me torturer pour quoi que ce soit donc. Toutefois, de manière timide, j'avais regret d'être un jour tombé amoureux d'une fille devenue prostituée à ciel ouvert.

Quand j'avais voulu démarrer, une voix féminine m'avait signalée, en criant : -attends Seguin, t'as oublié ton « basin ». Avant que je ne puisse y retourner, Clara, qui avait hurlé, était venue elle-même vers moi et me l'avait remis toute enjouée. Quand je l'avais mis à côté de moi, j'étais parti.

7

Je venais encore de perdre beaucoup de temps. Moi qui voulais arriver chez moi vite, mais les imprévus perturbèrent ce jour-là mon habituel programme.

Après tout j'étais, en ce moment-là, dans une sorte de soulagement mitigé, d'un côté je venais de voir mes vieilles connaissances, de l'autre je m'inquiétais tant du fait que ma femme ne m'avait pas encore appelé que de mon retard exagéré. Bon, ce n'était pas grave j'avais cru, je pensais beaucoup qu'elle serait en train de dormir imperturbablement sans aucun souci ; oui, j'en étais convaincu.
J'avais pris la route menant vers Carmel, car je ne voulais plus jamais m'aventurier sur des voies obscures et dangereuses environnantes ; voilà pourquoi il me fallait reprendre absolument la grand-route.
Avec ma présente position, il ne me restait que 45 minutes pour voir ma femme, Himbi II n'était très pas loin de là.

En avançant lentement, j'avais croisé deux jeunes amoureux de 20 ans en train de s'embrasser à la folie dans l'avenue nommée « de la paix », ma vieille avenue. Cela m'avait poussé à m'arrêter instantanément, je voulais voir la conséquence de ce long baiser très passionnant. Mais un temps après, ils se séparèrent, douloureusement ; et le garçon s'en alla à pieds, en regardant à tout moment le chemin que suivait sa géante copine; c'était donc un vrai amour entre deux personnes responsables, pas un couple très voyou où tout baiser chute à des conneries, qui souvent sont commises par ceux-ci sans tenir compte des endroits où ils sont. Avec les deux tantôt croisés, j'avais compris qu'il y avait encore des jeunes qui s'aimaient pour de vrai dans cette ville devenue sans pitié et de plus en plus plongée dans une insensibilité sans nom. En fin, sans le vouloir mais au nom de l'amour, cela m'avait poussé à interrompre le moteur de ma jeep et de penser à ma grande jeunesse vécue autre fois à Himbi I avec Ruth.

En effet, lorsqu'on était encore simples copains avec Ruth, on adorait beaucoup marcher, on respectait vraiment cette coutume de se balader à pieds quand les nuits tombaient. Une habitude masculine de s'habiller me rendait furieux ; car depuis très longtemps, je n'étais encore arrivé à me familiariser avec un usage dominant le monde masculin local, c'était celui

Seguin dans un monde perturbé

de disposer à l'intérieur du pantalon d'une petite culotte. Mais Ruth le voulait bien ; parait-il que c'est ce qui distinguait un adulte d'un bambin chez les filles Africaines. Quant à moi, je ne savais rien de toutes ces réalités et je commençais à m'inquiéter de plus en plus de son insistance continuellement renouvelée.

Ainsi, elle me disait inlassablement : -ne me dis pas t'as pas mis ta culotte ? Je répondais pour répondre : -une culotte ? Mais pourquoi pas une jupe à l'intérieur, grand-mère ? Je considérais cela comme une histoire des vieux, plaisant les vieilles ; voilà pourquoi je ne contrôlais pas mon langage quand elle m'en parlait. Mais comme je commençais à la mettre pour ne pas la blesser, j'avais répondu lorsqu'elle le demanda encore, pendant que je ne la portais que pour la seconde fois, pour elle : -je l'ai mise mais si tu savais combien elle me fait mal.
Elle avait répliqué : -bravo !....T'es devenu un homme. Te faire mal, tu as ajouté ? Choisit tes mots mon grand. Que veux-tu dire par là d'ailleurs ? - Je me sens lourd, coincé et gros, et c'est gênant, je n'en peux plus. Et on avait continué notre route paisiblement.

Cependant un jeudi, elle avait prévu de me faire une surprise, elle voulait ainsi qu'on puisse marcher jusqu'au terrain de la RVA à pieds ce soir-là. Comme j'étais en pleine ignition amoureuse, je ne pouvais qu'y aller même sans le vouloir et voir ce que me réservait ce fameux terrain vide et mal entretenu au cœur de la ville. Au lieu que, ce jour-là, nous y allions directement, elle avait préféré m'amener à la découverte des chemins un peu noirs, étrangement maquillée la nuit par la lumière de l'église catholique carmel, faisant croire de loin que tout autour n'était fait qu'en macadam et bitume.

Comme elle adorait beaucoup les câlins et les baisers, je savais quand même, de manière inconsistante, son intention ; j'étais moyennement sûr qu'elle en voulait plus que d'habitude ce jour-là ; et j'étais aussi partant, son baiser avait toujours été la bienvenue chez moi. Quelque part aussi, une autre chose m'y amenait avec courage ; je spéculais bien sûr, mais à la voir dans ses gestes, il me semblait qu'elle voulait plus de chaleur, peut-être pour une fois, je pensais, qu'elle avait décidé finalement qu'on aille jusqu'au bout.
Mais cette histoire de culotte interne me rendait la vie difficile. Tellement qu'on avait marché sans s'arrêter pendant 60 minutes, je commençais à sentir qu'un feu allait dans peu de temps se déclarer entre mes cuisses. J'en

Seguin dans un monde perturbé

étais très torturé que j'étais obligé de lui dire franchement : -je sens que bientôt une calcination va s'occuper de ma beauté cachée, ça chauffe effroyablement là-dedans. –Oh là-là ! Avait-elle dit, t'es vraiment fragile. Te tenir la main ne peut pas te rendre aussi vulnérable jusqu'à parler d'un feu brûlant sous ta ceinture quand même ! -Non, non, non ! J'avais répondu, je parlais de cette culotte portée qui me brûle par son serrement et j'ai vraiment du mal à supporter la chaleur qu'elle produit là-bas. Tu peux toucher, tu verras que ta main sera cuisinée. -Je ne peux pas toucher là, non je ne peux pas, je suis correcte, je suis correcte. Si ça te devient insupportable, enlève-la et jette-la, la liberté interne conditionne la grande action et j'en ai besoin aujourd'hui. -La grande action ? Tu veux me dire que nous allons… ! -Non, non, non, non, non, non, non…non, c'est pour autre chose, contraire à ce que tu penses, je parlais plutôt de petits légers signes de tendresse, pas du n'importe quoi faisant suer et saliver. Ainsi, j'avais décidé de laisser là ma culotte rouge, là près de ce terrain vide et sale.

J'ai toujours voulu y passer pour voir si je pourrais la voir de loin pour l'enterrer mais je ne l'ai jamais fait. Ce coin de la ville me rend toujours nerveux.
Aussitôt après, là-même, un autre souvenir me vint mon ami, le souvenir d'Abigaël aux belles cuisses. Elle était charmante et apparemment fragile ; dans nos villages, on la croirait pute mais elle n'avait rien de tout cela, ses mini-jupes n'avaient que pour rôle : susciter de l'envie chez les hommes, ces petits copains nous disaient aussi qu'elle cédait jamais. Certains de mes amis étaient entièrement prêts, et rêver continuellement, à perdre leur pucelage avec elle sans vouloir de la protection.

8

J'adorais cette fille, pendant toute ma jeunesse, pour ses grandes idées. Si elle me l'avait proposé autre fois, j'aurais pu faire partie, à l'époque, sans aucun doute certainement, de ses disciples et pourquoi pas examiner de près ce qui faisait d'elle différentes des autres physiquement et du point de vue intelligence. Jamais je n'avais encore vu une fille comme elle avant, plusieurs étaient soit jolies et nulles, soit intelligentes et moches ; mais elle, les deux et surtout, elle était sexy. C'était l'une de ces rares filles qui m'amenaient toujours à penser et à réfléchir quand elles parlaient. Et moi, je lui donnais pleinement raison tous les jours quand elle intervenait. Par exemple un jour, dans la matinée, quand nous regardions plusieurs couples d'étudiants en promenade de confirmation, elle avait formulé devant mes

Seguin dans un monde perturbé

amis une phrase plaisante concernant l'amour, c'était mardi ; et j'avais compris ce jour-là qu'elle méritait tous les respects de ma part. Elle avait dit, sans s'arrêter, en désapprouvant mon vieux pot Jean-Louis, qui parlait lui de l'apprentissage dans ce qu'il appelait le « processus d'amour » : -on ne peut jamais apprendre à aimer quelqu'un, on en tombe plutôt amoureux, et tomber c'est ...« oups », point barre. S'il y a à apprendre dans une relation amoureuse, on peut penser plutôt à plaire; oui, ça doit être une préoccupation permanente pour tout amoureux, il doit toujours chercher comment envahir davantage le cœur de la personne sur qui ses sensations amoureuses sont maximalement éveillées.

Autant que cette fille parlait du vrai amour avec conviction à l'époque, autant elle me poussait à détester de tout mon cœur certaines filles de ma promotion, ces filles-là très amoureuses du matériel, celles-là qui étaient prêtes à tout uniquement pour de l'argent.

En tout cas j'exécrais véritablement ces filles couchant avec des enseignants tout le temps, pour une raison autre que l'amour, juste pour encaisser un gain en termes des points. Je négligeais dans la même mesure ces enseignants profitant de leur influence pour coucher, violer et faire du n'importe quoi avec les filles ; c'était un avilissement qui me transperçait le cœur et me rendait hostile et souvent incapable d'adresser un petit mot à leur égard partout où j'en croisais un, et même lorsqu'il s'agissait d'un bon enseignant qui n'avait rien à avoir avec ces pratiques ignominieuses et amères. Comme tout changeait presque négativement, cela me rendait très furieux et malade tous les jours et je préférais souvent rester isoler, quand on n'avait pas cours, dans ma chambre sans y sortir une minute.

Heureusement pour moi ce jour-là, comme à notre époque moi et Ruth, je venais de revivre en direct le comportement des jeunes s'aimant avec leurs cœurs, malgré la présente situation rendant tout banale. Ça m'avait tellement plu que j'avais sorti mon appareil pour les prendre une photo souvenir, mais ils n'étaient plus ensemble et il faisait déjà nuit, et même s'ils y étaient encore, je ne pouvais aucunement capturer une photo éblouissante pouvant conserver ce témoignage rare vécu et transmettre à qui le voudra mon penchant pour cet amour désintéressé non intéressant aujourd'hui.

Quelques minutes après, le souvenir de la phrase qu'aimait prononcer un de mes enseignants de l'UNAKA, justement en parlant des filles faciles actuelles qui n'arrivaient pas à comprendre très bien pendant la

Seguin dans un monde perturbé

dispensation de la matière quand j'étais encore étudiant, m'arriva. Il lui était devenu, depuis un bon temps en fait, une habitude de dire souvent en buvant sa bière chaude partout où je l'accompagnais : -eh petit Seguin! Est-ce que les filles de ta promotion sont brillantes ? Je répliquais souvent : quelques-unes oui, et je n'oubliais jamais d'ajouter à la fin : monsieur. -Oh ! Ajoutait-il couramment, ces filles qui ne veulent pas saisir la matière par les enseignements ne peuvent point s'effaroucher, toi non plus C.P. pour elles, elles finiront par comprendre par un moyen spécial, l'«extrémité». Eh, eh ! Il achevait souvent en en ajoutant cette autre phrase: -est-ce tu saisis la quintessence de ce que je t'ai dit ? Je disais toujours : -oui monsieur. Pour ne pas paraitre drôle et non initié.

Ainsi, il ne manquait jamais de pouffer drôlement en allant aux toilettes. En revenant de là, il aimait raconter une histoire, celle de son collègue, qu'il qualifiait toujours de petit con quand ça lui revenait à l'esprit, et qui était, selon ses mots, parvenu à se taper facilement et aisément, trois pauvres filles de sa promotion quand il était étudiant à Bukavu. Il disait que jamais il ne saurait l'oublier, aussi il disait que jamais il n'avait été scandaleusement impressionné comme il l'avait été par son collègue, qui était à la fois ridicule, alcoolique et très hypocrite. Il était, racontait-il, calme et apparemment innocent; mais quand on l'approchait, et bien ce qu'il faisait, dépassait totalement l'entendement humain. Seguin, concluait-il en prononçant mon nom avec beaucoup d'interférence, il vivait la vie livrée entièrement à la débauche, certainement qu'il dormait rêvant obscénité, saloperie et diverses choses sales.

Quand il achevait son histoire habituelle, en oubliant complètement l'avoir auparavant plusieurs fois racontée, je me disais : -ce monsieur est vraiment comme l'œil, cette chose merveilleuse qui voit seulement et jamais qui ne se voit, ou encore je me disais intérieurement : ce type est fou, peut-être que je continue à le fréquenter parce que je ne l'ai jamais vu nu pour comprendre que son esprit est déréglé et troublé. C'était évident que quand le soleil se levait pour cet enseignant, un nouveau jour pour des bêtises s'annonçait avec pompe dans son cœur, un jour de plus pour assouvir ses désirs totalement fats. Brièvement, pour le temps qu'on avait passé ensemble, sa vie se résumait pour moi en deux principales choses contenues dans cette phrase : voir pour envier, séduire pour sauter. Quand cet enseignant arrivait à se maitriser en cas d'une grippe affaiblissante ou une autre maladie secouante, c'est lorsque nous pensions, à l'ancienne époque, à l'exagération pour certains voyous audacieux de notre quartier,

Par Michael UHURU

Seguin dans un monde perturbé

qui faisaient toujours peur aux mamans pour leurs filles en développement. Quant à lui, il était vraiment fier de sa vie, il était en même temps sûr qu'il ne parviendrait jamais, en cas d'efforts immenses de sa part, à s'en passer. Il buvait souvent, mais ce temps suffisamment consacré à la prise exagérée d'alcool ne l'empêchait pas à pratiquer commodément sa vie chérie, faire ses quotidiens rapports physiques avec multiples copines. On parlait de lui à tout instant, il constituait le plus souvent l'objet de nos débats quotidiens au moment des pauses. Ce qu'il était …, je pense qu'aucune personne née d'une femme n'en sera capable un jour.

Je suis un humain Michael, il m'arrivait aussi de tomber à l'époque, mes conditions humaines n'étaient nullement singulières et angéliques et que tout comportement insensé ou osé m'était naturellement exclu ; toutefois, jamais je ne pourrais arriver pendant toute mon existence, si méconduite devenait ma vie désormais, à la moitié de ce qu'il avait fait comme bêtises à 33 ans seulement. Les gens nous disaient et nous disent que l'homme n'a que la possibilité de fréquenter un nombre limité des femmes toute sa vie, quelle que soit son énergie sexuelle étrange ou même en cas d'une perversion abominable chez lui ; mais avec lui, tous les chiffres qu'on pouvait s'imaginer semblaient inférieurs à ses capacités de conquête, une vingtaine par jour était peu. Je ne l'oublierai jamais.

Je cherche toujours à connaitre où il serait maintenant et quel air il aurait. A chaque fois que l'on me dit qu'il est quelque part à Goma, je fais tout pour le voir, mais il a toujours eu à disparaitre avant que je n'y sois.
C'est vrai, il y a des gens qui font des choses lourdaudes et immorales parce qu'ils pensent que c'est normal, souvent par faiblesse d'esprit ; alors lui, enseignant, intelligent, était-il convaincu qu'il avait droit de tout cela et que c'était normal ? Bon, je ne le comprenais pas en tout cas ; aussi de temps en temps, il lui arrivait de parler des histoires qui n'avaient rien à avoir avec une relation étudiant et enseignant, il me parlait de tout et surtout de rien, il insistait sur des histoires purement charnelles, érotiques, émouvantes, espiègles aussi ; et pour lui, se mesurer la taille de sexe avec son étudiant n'avait rien de honteux,...

J'avais aussitôt accéléré jusqu'à la grand-route, et j'étais réconforté par le fait que je venais d'apercevoir un amour naturel se propulsait librement des cœurs de ces deux jeunes amoureux tantôt croisés. Je voulais oublier ce que vivaient les jeunes actuels, je voulais persister plus longtemps possible dans cette situation arborant que ça existait encore. Oui, c'est ce que je voulais

Par Michael UHURU

Seguin dans un monde perturbé

voir, je le voulais pour mes enfants, je le voulais pour mes petits frères. Je ne voulais pas qu'ils vivent comme nous, je ne le voulais pas vraiment ; notre génération n'avait rien à octroyer d'exemplaire aux générations futures. Car eux avaient droit d'escalader les petites roches volcaniques en amoureux, sans aucun intérêt particulier mis en avant. Ils avaient pleinement droit d'aller se promener au bord du lac le weekend en chantant et en riant pour honorer la magie de la nature humaine réunissant tous sans allusion aux origines tribales et discrimination banale, conséquence des actions irréfléchies et idiotes. J'avais grandement besoin de gommer de ma mémoire la mortelle turbulence actuelle déroutant toute expression spontanée, un de grands signes essentiels qui se pointent quand on est réellement amoureux. J'avais simplement le souhait de voir émerger de nouveau dans les cœurs de tout le monde cet amour fort, celui-là capable d'emprisonner toutes nos indifférences, celui-là affectant tout notre être, celui-là nous amenant à vivre des moments particuliers et ahurissants sans avoir entre nous un quelconque lien de sang.

En empruntant tous les jours cette avenue, en quittant ma belle-famille, mes souvenirs de copinages et fiançailles avec Ruth me revenaient avec la même violence, oui c'était toujours un violent rétrospectif sentiment heureux qui m'imposait un soliloque vraiment long.

En fait, quand nous étions encore simples amis, je l'accompagnais joyeusement tous les soirs quand elle amenait de la nourriture à sa tante, à l'époque de sa longue et pénible maladie. On y faisait toutes les folies du monde, c'étaient des choses vraiment inoubliables. Ainsi quand la nuit tombait chaque jour, j'étais toujours heureux quand elle passait me prendre à la maison pour l'accompagner ; en fait, j'étais toujours certain que j'embrasserai de bonnes lèvres rougeâtres quand j'entendais sa voix aiguë me réclamer chez moi, souvent en disant : -est-ce que mon bébé est là, Mona ? Mona c'est ma sœur, ma sœur très aimée. Elle ajoutait toujours après m'avoir vu : -on y va chéri, cette fois-ci il te faudra plus d'imagination pour me faire une bise spéciale ; et il ne faudra pas de la précipitation dans ton comportement, tu dois savoir que ma mère connait qu'on a toujours été ensemble, donc rien ne peut te pousser à une quelconque panique et plonger dans une attitude peu civilisée.

Sa mère avait entièrement confiance en moi, elle était certaine, disait-elle souvent à ses voisines proches, que je ferais bon mari pour sa fille un jour et moi, je faisais tout ce qui était possible pour ne point la désenchanter.

Par Michael UHURU

Seguin dans un monde perturbé

C'est en souvenir de cela que j'avais dit encore une fois en avançant : Himbi I, je me souviendrai toujours de toi ; oh ma mignonne avenue de la paix, tu m'es et tu me resteras toujours spéciale! Tu me resteras toujours très inestimable.

J'avais pris finalement la direction de la grand-route, ayant un cœur joyeux. Pendant que j'étais en train de vouloir la pénétrer véritablement, une voix de femme se libera brusquement de mon coffre de voiture. Je n'avais pas compris grand-chose pendant cette émission du premier ton. Quand elle hurla par contre pour la seconde fois, mon inquiétude devint aussitôt équivalente à ma curiosité, dans la mesure où je ne pouvais jamais concevoir une possibilité allant dans le sens d'embarquer sans le savoir une femme-là, même en rêve. Et pourtant, cette voix féminine entendue y provenait avec certitude. Même si torturé par l'idée de m'en fuir, en abandonnant la voiture là, j'avais résolu d'affronter cette réalité à mes risques et périls.

En l'ouvrant quelques minutes qui suivirent, mes yeux n'avaient pas suffi pour me confirmer la présence de la personne qui s'y était glissée, il m'avait fallu 5 ou 10 minutes autres pour m'assurer réellement de l'exactitude de cette présence et croire finalement à ce qu'avait vu mes yeux au départ. Après tout, aucune raison valable ne pouvait en tout cas expliquer la présence de Clary là-dedans. Juste après, mon cœur battait tellement fort que tout autour s'en rendait compte évidemment ; et ma sensibilité était hors de moi, le danger ne me disait absolument rien, j'avais trop peur pour ne pas même la sentir ; surtout que je ne pouvais pas, même instinctivement, essayer de me défendre en pareille circonstance. Mais un sang-froid presque animal m'avait aidé à me contenir et à me maintenir sur mon équilibre. Je lui avais dit, épouvantablement : -dis-moi que ce n'est pas toi, femme que je vois ? Clary, ou Clara comme j'aimais l'appeler, toujours prête à trouver une réponse en tout depuis que je l'avais connue, m'avait répondu placidement, comme si sa présence-là changerait toute ma vie : - il te faut des lunettes Seguin, je constate qu'un moindre noir avale carrément toute ta vue. –Mais que fais-tu là ? J'avais demandé avec insistance et grand ébahissement. –On n'avait pas encore fini, surtout que tu me dois des explications sur beaucoup des choses, m'avait répondu la fille, mon ex petite amie. – Sur beaucoup des choses ? Je rêve ou quoi ? Clary, dis-moi que ce n'est pas toi et donc je dois me considérer comme un homme mort. Stp, je suis perdu. – C'est moi Clary, ne panique pas, et ma présence ici ne veut qu'uniquement dire que je t'ai suivi, c'est tout. Tu me

Par Michael UHURU

Seguin dans un monde perturbé

surprends quand même Seguin, car en entrant ici, je pensais que tu te jetterais, comme un animal sauvage sur sa proie, sur moi, en découvrant ma présence ; mais tu agis comme si tu étais tombé sur une chèvre malade, coffrée dans ta voiture par un bandit inconnu et pour laquelle aucune envie de bouffe ne se présente ; et ton seul souci n'est que celui d'approcher un vétérinaire pour des soins avant d'en déterminer le propriétaire. Je suis une femme, très attirante, plusieurs hommes me le disent, ne vois-tu pas aussi Seguin ? Seguin, dis quand même merci à ma stratégie, félicite-moi aussi pour mon souci de te rendre heureux, non, ça sera partagé mais c'est moi qui ai pris l'initiative mon chéri, donc je mérite entendre venir de ta bouche quelque chose qui me dit : t'es vraiment géniale bébé. Ne vois-tu pas que c'est courageux et entreprenant pour une femme qui supporte ces conditions, juste pour te rendre heureux ? Dis quelque chose, n'importe quoi qui me dit que je suis audacieuse ! Acclame-moi alors si les mots te manquent, avait dit finalement Clara. -Ah non ! Ne me dis pas que tu m'as suivi ? Clary, stp, pourquoi faire tout ça ? Ça ne valait pas la peine ; allez, descends, je te paie une moto, va chez toi ; je lui avais dit. -ça ne valait pas la peine ! Tu veux me dire ? Dit-elle irritée. Et tu veux que je rentre chez moi en me payant une moto comme si j'étais une vieille femme folle de ta famille, retrouvée accidentellement chez toi, dans une grande cérémonie avec invités spéciaux et comme tu ne veux la moindre erreur, tu lui payes une moto pour qu'elle disparaisse ? Une grande abnégation comme la mienne ne te touche en aucune façon, et pour toi, elle ne mérite même pas une réaction plus au moins positive, me signifiant que je suis intelligente et stratège ? Je pensais te faire plaisir en m'y faufilant, mais toi tu trouves mieux à dire que ça ne valait pas la peine vraiment ? Pourquoi alors tu me regardais de manière enjôleuse en m'amenant chez moi ? Pourquoi exposer une envie monstrueuse et se faire passer pour un saint après ? Ecoute-moi bien Seguin, je dois te dire ceci chéri : tout de gratuit s'offre gratuitement, sauf bien-entendu lorsqu'il s'agit d'une révolte, de la recherche d'une consolation, ou simplement d'une méconduite ; ce qui n'est pas mon cas Seguin. Pour moi, c'est juste la simple volonté de faire autrement les choses, faire ce qui est juste. Ne pense pas que l'idiotie s'est accaparée de moi et ma vie n'est devenue que boites de nuit et s'offrir aux hommes telle une chienne aux chiens, comme l'a dit mon père tantôt. Je te dis que je suis loin d'être une conne pour ainsi me comporter. Mais ce que je fais, honteux ou pas, ça dépend de toi et des autres perdus, ne signifie aucunement que je suis une salope, non, on ne peut pas réduire ma liberté en cette chose-là. Ce que je fais, je le fais pour moi-même, pour me sentir moi-même, pour faire ce qui est au fond de moi. Les hommes voient femmes comme conquêtes,

Par Michael UHURU

Seguin dans un monde perturbé

ils en prennent tout le temps comme ils prennent leur bière et aucune condamnation n'est autorisée, ça passe. Moi j'ai cessé d'en être une, j'en fais plutôt, je ne permettrais plus jamais à un homme de faire de moi une conquête. Voilà ce que je suis, ça n'a rien à avoir avec de la légèreté, ou une méconduite causée par une légion des démons et que la présence d'un pasteur se justifierait, non. C'est juste faire voir que rien ne justifie la différence de position prise par le simple critère de sexe.

Seguin, manifeste-toi, exécute-toi, bouge, ça s'appelle simplement la vie. Considère-toi seul au monde, et ne vois que toi ; si rien, cherche alors à me rendre heureuse comme je le souhaite. Ta voiture n'est rien je te le jure, ton transport du n'importe quoi, ta prière pour moi la nuit ne vaut que quedal si tu ne donnes pas ce que tu as eu gratuitement à qui le veut comme je le veux naturellement sans condition. De la boue ne vient que de la boue, et la boue ne rentre que d'où elle est venue, alors rien ne peut te permettre de me faire souffrir en ayant la même destination que moi ; nous tous deux pauvres passagers. La nature d'une femme ne permet pas ces genres des sollicitations, mais pour toi, je le fais courageusement, sans souci pour mon honneur, quel signe de grand amour ? Il s'agit d'un pas que tu ne pourras regretter, d'un saut sur une opportunité et demain si tu veux, on fera comme si de rien n'était et on ne l'écrira nulle part. Au minimum, considère-toi alors comme un bienfaiteur ne pensant uniquement qu'au bien-être des autres, l'altruisme ; alors, donne-moi ce que je te demande, et moi je te bénirai. Faire du bien est ce qui change le monde, alors fais-moi du bien et tu changeras mon monde. Oh Seguin, à te voir on dirait que tu es faible, incapable de garantir ta masculinité, j'aimerais voir ta femme et lui poser quelques questions sur toi, il est certain que tu as des problèmes, je n'en doute pas. D'après mon expérience, tu tomberais, donc tu es malade. Je m'en vais et garde ton transport pour ta grand-mère, impuissant.

Après ses injures, j'avais calmement continué avec ma route et j'avais beaucoup trainé, ça devenait d'ailleurs beaucoup insupportable pour moi aussi. En avançant, étant sur la grand-route, je m'étais permis, quelques minutes après pour la première fois, de conduire en vive allure, il me fallait vite arriver afin de la tenir fortement dans mes bras en oubliant totalement les errances abrutissantes de la vie actuelle.

9

Aussi il y a une autre chose. En fait, dans mon ancien quartier, mes amis ne cessaient de dire, tous les jours en me croisant quand je m'y rendais pour les saluer, que j'avais intégralement changé. Globalement c'était vrai, tous les changements qu'on voyait sur moi revenaient dans une large mesure à

Seguin dans un monde perturbé

mon épouse ; car depuis que je vivais avec une femme, ma femme, ma Ruth, ma vie avait totalement changée et mes anciennes dégoûtantes habitudes étaient totalement oubliées.
Cependant cela gênait mes proches amis, mes collègues. Moi qui étais l'animateur principal du groupe, j'étais désormais le grand absent ; ainsi me disaient certains d'entre eux : -à cause de toi, l'harmonie et la fierté du groupe meurent. Peux-tu nous avouer qu'avant que tu n'épouses cette fille, ta femme, t'avais pas encore connu le « grand secret de l'humanité » ? Je ne voulais pas répondre à cette question à chaque fois qu'elle m'était posée, s'étaler de cette façon ne faisait pas partie de ce que j'étais. Toujours concernant mon groupe, c'était vrai qu'il tendait vers sa disparition à cause de moi, c'est vrai. Mais qu'est-ce que je pouvais faire d'autre ? Fallait-il laisser ma femme pour plaire au groupe ? C'était infaisable pour moi ; après tout, elle méritait plus que quiconque jouir de ma présence. Notre groupe avait à accepter un tout petit peu de m'oublier, ou même mourir ; dans la mesure où je vivais le renouveau, l'ancien moi était différent du nouveau moi, moi l'époux de ma femme. Néanmoins, ça me manquait quand même, bien que de façon moindre mais ça me manquait tout de même. Souvent, à chaque fois que je dépassais notre « siège », mon esprit était envahi par l'idée de m'arrêter et d'y entrer pour quelques minutes, cependant ma femme était plus forte que tous mes bons souvenirs; je passais ainsi sans grand désagrément.

Aussitôt, le fameux Terminus de ma ville m'accueillait comme je venais de dépasser l'étape de l'entrée-président. Terminus constituait quelque chose de singulier pour moi. En effet, c'est à partir de là que je voyais déjà ma femme en train sourire, c'est à partir de là que je voyais mon plat préféré déjà placé sur la table, c'est de là que je voyais les draps de mon beau lit; oui, terminus disait beaucoup pour moi. Aussi, terminus me poussait depuis un temps à augmenter le volume de la radio, tout en mettant une de mes chansons préférées, j'adorais naturellement le faire à partir de là car aucune chanson, même la plus courte, ne s'achevait jamais avant que je ne la voie, cette femme que le destin m'avait bonnement offert.
Comme d'habitude, je m'étais mis à écouter de la musique. Et cette fois-là, un certain Fally (musicien congolais) était au rendez-vous, avec sa populaire chanson « Ndoki » (sorcière). J'avais ma Ndoki à la maison, elle m'avait ensorcelé et au lieu d'une nuisance accablante, j'en étais joyeux outrancièrement, c'était justement une sorcellerie positive ; cependant elle me manquait beaucoup bien que présente.

Par Michael UHURU

Seguin dans un monde perturbé

Pour l'amour immense que j'avais pour ma femme, quelques fois je ne voulais pas me rendre au service le matin, je voulais être là pour elle, la voir et la voir, toujours la voir. Cependant, nous devrions non seulement manger tous les jours, mais aussi il nous fallait préparer l'avenir de notre fils ou fille, cet (te) innocent (e) qui viendrait de nous ne méritait pas la misère, il me fallait donc travailler dur pour que misère lui soit totalement éloignée.

Il m'arrivait souvent d'avoir la sensation qu'il (elle) était dans mes bras en train de sourire. Et trébucher sur le nom qu'il aurait n'avait pas de place chez moi, je connaissais déjà les deux probables noms qui équivalaient sa grandeur selon ce qu'il (elle) aurait comme sexe, c'était Jérôme ou Louise. J'aimais beaucoup ces deux noms, peut-être parce qu'ils avaient ce que plusieurs membres de ma famille n'avaient pas, ce souci permanent de rendre service ; oui, c'était ça la raison principale. Après tout, avec ces deux noms souhaités, l'idée était celle de le (la) voir les ressembler, je voulais ainsi qu'il ait quelque chose de singulier, un comportement particulier, une vie remarquablement exemplaire, une manière distincte de voir le monde. Lorsqu'il avait fait plus d'un mois dans le sein de sa maman, je commençais à le voir trop souvent, je le sentais de temps en temps autour de nous, je pouvais même l'embrasser sans qu'il ne soit là.

En fait, il n'y avait pas longtemps que mon épouse m'avait signalé qu'il était là, dans son sein, en bonne santé. Et la nuit, il bougeait avec grimasse, je voyais vraiment un nouveau moi-même en formation, en train de venir triomphalement. De la façon dont il bougeait, il serait, de toute évidence, un mignon petit garçon, un vrai combattant, un garçon qui ferait ma fierté. J'avais donc l'obligation de préparer son avenir comme se sont battus aussi mes parents, ma mère, pour moi. Je disais qu'il valait la même attention, le même amour, le même bon encadrement.

10

Souvent la nuit pendant qu'on l'attendait, vers 5 heures, ma femme avait l'habitude de me dire : -sens comment ton fils bouge férocement ! Elle pensait comme moi à un fils quand le bébé bougeait. Elle ajoutait : -en tout cas sa manière de bouger montre que c'est un petit brave. J'aimerais qu'il te ressemble, qu'il soit beau, gentil, sérieux, un peu mystérieux, et surtout intelligent. Seguin, je le vois déjà ici chez nous au salon en train de dire : -papa, maman, j'ai été encore premier à l'école. Maman, les filles se sont battues à mort pour moi. Et un jour en plein repas chéri, en ayant déjà une voix rauque comme la tienne : -papa, je suis tombé amoureux, et mon cœur très secoué par son amour m'oblige à la voir tout le temps. Vous voyez

Seguin dans un monde perturbé

cette fille adorable et sérieuse de ... ? C'est pour elle que j'ai craqué. Seguin, comme tu l'as été pour moi, comme je l'ai été aussi pour toi. Chéri, j'aimerais qu'il tombe sur une bonne fille ; les filles actuelles sont compliquées, elles ne savent plus ce que veut dire aimer. Elles cherchent par-dessus tout l'argent et c'est grave. Elles sont inhumaines car seul le pouvoir de l'amour vrai crée l'affection, la modération, la compréhension, la tolérance, une sorte d'invasion sentimentale transformant toute la nature.

Et moi je disais à cette heure-là, heureux comme un enfant qui a obtenu son premier jouet, et plein des convictions : -chérie, il saura se débrouiller. Moi je t'ai eu malgré cette réalité. Cet enfant qu'on attendait nous préoccuper, surtout moi. On l'aimait tellement qu'il avait déjà un visage avant qu'il ne naisse et son berceau était bien placé au cœur de notre salon sans savoir quel jour il viendrait ; bref, on l'attendait les bras ouverts. Le sexe qu'il aurait ne me préoccupait pas trop mais j'avais quand même un petit penchant pour le sexe masculin et je voulais qu'il vive sa vie le moment venu. J'aimais de tout mon cœur qu'il fasse, pendant sa jeunesse, de son cœur un vrai réservoir de bonheur et d'amour à offrir à ses prochains.
-J'aimerais que notre fils, j'avais dit, ait toujours en tête et en esprit que la vie est un combat, et que, avoir un rêve, c'est la clé de la réussite. Juste après je l'avais touché et ajouté, en adressant à lui : fils, être heureux c'est vivre sa vie à côté d'une femme qu'on aime et qui t'aime. Tiens, pour un soldat prêt à mourir ou même en train de mourir, la mort peut l'enchevêtrer n'est-ce pas ? Mais s'il avait trouvé une bonne femme, il mourra en la voyant, en se souvenant de son amour, de son sourire, il mourra donc heureux, agréablement. Mon grand, sais-tu qu'un brave peut se fatiguer de temps en temps mais tant qu'il est poussé par l'amour, sa dernière lassitude se transforme toujours en vigueur, il fera ainsi ce qu'il a à faire malgré les crampes attaquant déjà monstrueusement ses jambes. Un héros peut cesser de se battre pour les autres un jour ; mais s'il a trouvé celle qui peut l'encourager à bien faire, son héroïsme l'accompagne jusque dans son lit de malade. Aussi un roi succombe et néglige tout honneur, il oublie qu'il a à gouverner la multitude pour une seule ; ainsi, quand ça chauffe, son cœur ira où se trouve son bonheur, son pouvoir n'aura d'existence qu'après qu'il ait été servi et satisfait, bien sûr s'il a une conscience. Bref, l'amour fait tout, dirige tout, conditionne tout et console tout.

S'il faut ajouter quelque chose, eh bien, il faut savoir aussi qu'un ministre d'un grand pays, compétent qu'il soit, présente quelque part sa vulnérabilité en négociant l'amour, il ne faut jamais se tromper en pensant qu'ils sont à

Par Michael UHURU

Seguin dans un monde perturbé

l'abri de cette force naturelle.

En outre, par la force de l'amour, un président oublie tout ce qu'on lui doit comme respect en voulant quelque chose, ce qu'il ne peut avoir en conseil des ministres ; ce que tous les hommes en cravate l'entourant ne peuvent lui offrir, et ainsi il courra oubliant momentanément les affaires étrangères, il ira où son cœur l'appellera afin de se sentir équilibrer. C'est la raison expliquant pourquoi les femmes prennent souvent des décisions importantes à la place de leurs maris en politique dans les pays sérieux.

Au-delà, un pasteur persiste quelque part, parfois en omettant totalement qu'il a à prier pour les fidèles dans son église ; un religieux d'une conviction certaine perd quelque fois, dans certaines circonstances, son sacrement parce écrasé par un fait naturellement fort, l'amour.

L'amour pour une femme est fort, il est là pour nous faire comprendre que la vie n'est vie qu'en cas d'amour. Bref, en abandonnant tout, en laissant tout, en oubliant tout, étant même au bout de l'espoir et aussi en négligeant tout à un certain moment, seul l'amour vrai nous attendra au finish et exigera nos cœurs à espérer à la vie à tout prix ou au minimum, si la fin est une évidence, il permettra de mourir en paix.

C'est avec cela que tu comprendras que les conquêtes féminines ne valent rien. On n'en a pas vraiment besoin lorsqu'on a trouvé celle qui nous emporte, celle qui mérite nos sentiments, la femme de nos rêves. Ainsi mon fils, tu constateras que le cœur est fait de manière que, même si nous pouvons nous attacher aveuglement à certaines bêtises, il n'a de bonheur pour nous que quand l'amour vrai le domine, cet amour véritable qui conduit à faire du n'importe quoi sans larmoyer ; ce truc susceptible de nous faire oublier notre orgueil, notre grandeur, notre réputation.

Tu verras de jolies filles mon fils ; je t'assure, aujourd'hui, qu'elles sont très nombreuses et il y en a de toutes sortes et de toutes les couleurs. Mais, la tienne, elle te fera ce qu'aucune autre ne pourra même oser en rêve. Sur ce, tu auras d'abord à observer pour faire, à examiner pour agir ; la meilleure décision est celle qu'on s'imagine être possible à refaire après dix ans.

Fils, il faudra te méfier de la vie caractérisée par des considérations éphémères ; la fille qui te semblera très belle, ne sera obligatoirement celle qu'il te faudra aussi. Il te faudra plus de temps, plus de minutie pour la découvrir dans cette multitude. Il te faudra ainsi apprendre à voir pendant ce temps-là par ton cœur, seul le cœur peut t'apporter ce qui a de meilleur.

Par Michael UHURU

Seguin dans un monde perturbé

Fils, aucune vie n'est aussi belle comme celle qui te permettra de sourire même en souffrant, de chanter tout en sentant de l'affliction physique, d'espérer quand bien même la mort approche en vitesse, de partir loin tout en restant réellement coller. Ce merveilleux sentiment qui te permettra aussi de dormir en voyant, de te satisfaire en voulant, de digérer en mangeant. Fils, tu verras, si tu t'épargnes, que l'amour est une crise, un fort besoin dont il est impossible de se passer si le cœur est présent dans nous, si l'on a encore une conscience sociale, la bonne conscience.
Tu verras à un certain moment et tu croiras avoir trouvé ; mais ça ne sera pas le cas si ton cœur est aveuglement dominé par les attraits merveilleux de tes yeux, ça m'est arrivé aussi à-moi ton père ; d'où, il te faudra de la grande patience.

Quand est-ce tu sauras qu'elle est là alors ? Tu peux me le demander. Eh bien, c'est lorsque tu seras conscient que donner n'est pas recevoir est une simple théorie; car avec elle, avant que même tu ne puisses vouloir donner, t'auras déjà reçu le double de ton intention, avant que tu ne penses à la question, sa réponse viendra de toi-même, de ta propre bouche. Quand tu verras une pareille fille apparaitre devant toi, c'est celle-là qui sera tienne pour la vie.
Elles ne sont pas nombreuses, en trouver te demandera de la patience, du courage et de la persévérance. Tu verras que celle qui t'aime plus ne sera pas certainement celle qui te regardera à tout moment. Tu sauras que c'est elle lorsque ta main ira vers elle au même moment que la sienne, tu parviendras à t'en rendre compte quand elle sera prête à servir avant qu'elle ne le soit.

Elle n'aura pas à se plaindre souvent pour toi ouvertement mais elle aura inlassablement à te surveiller d'une manière ou d'une autre; elle sera toujours la plus malheureuse quand t'es en bêtises, elle sera souvent la plus affectée quand les mauvaises nouvelles ou rumeurs déshonorantes parviendront à ses oreilles. Elle fera tout pour te montrer qu'elle est supérieure aux autres dans tes relations. Elle voudra attendre pour bien te connaitre, mais cette attente sera toujours une action intense mais passive, il faudra être bien assis pour le savoir. Elle sera en colère quelque fois mais son pardon précèdera tes sincères éventuels mots de désolation lorsque tu l'auras déjà abordée.

Par Michael UHURU

Celle-là qui pourra être celle de ta vie te verra dans tous les films, elle te verra dans tous les hommes beaux. Plus beaux que toi il y aura certainement, mais tes beaux yeux seront ce qu'elle verra en premier avant de penser à une quelconque appréciation adressée à autrui, aussi bien constitué que toi. C'est cette fille qu'il faudra prendre pour épouse et tu la verras, tu la trouveras certainement si la patience surabonde ton cœur.

Fils, la vie est quelque fois dure, elle ne te sera toujours rose chaque jour ; cependant avec elle, tes difficultés présentes seront une embrasure pour une réussite ultérieure, et souvent les effets malheureux de tes échecs s'anéantiront avec sa forte affection. Tu voudras aller ailleurs mais tu n'y trouveras que femme avec seins et fesses, pas le bonheur. Tu sauras que l'amour attend toujours, il subsiste après même notre abattement, bien aussi même après notre découragement ; il crée ainsi la vie quand bien même la mort est en train de nous frapper.

11

J'avais avancé jusqu'au niveau du siège sans réfléchir à rien de plus, à part bien entendu ma belle chanson bonnement balancée que j'écoutais, qui m'aidait à penser à l'avenir de notre fils. Et en arrivant là, j'avais entendu mes collègues de service en train de pouffer avec jubilation étonnante. Aussitôt j'avais cessé de suivre la chanson, j'étais excité d'y entrer encore, après six mois presque. Il me fallait entrer pour quelques minutes seulement ; après tout, j'en avais grandement besoin aussi, ça faisait longtemps qu'on n'avait pas été ensemble tous dans un lieu pareil, six mois étaient trop suffisants pour m'en donner envie. J'étais entré au siège et l'équipe était au grand complet.

Mes amis et collègues étaient présents, et ils parlaient curieusement de mes absences et de mon grand dévouement pour ma femme. J'en étais quand même enchanté malgré la connotation négative caractérisant leurs dires. Oui, j'avais oublié le groupe à cause d'elle ; bref j'avais pris ma décision, c'était ce que j'avais à faire et je ne le regrettais pas.

Mon accueil par l'équipe était bon, surtout par celui-là qu'on appelait « vieux chinois ». C'était un type très noir, égaré, rêveur et qui adorait tout ce qui croustillait, les cacahouètes surtout et je n'aimais pas vraiment ses histoires d'arachides quotidiennes.

Globalement, concernant ce groupe, eh bien, l'entente était toujours maximale ; en fait, c'était ce groupe mon autre famille depuis mes premières expériences dans le monde du travail. A l'époque, je souffrais énormément lorsqu'il fallait rester à la maison avant mon mariage. Ainsi

Seguin dans un monde perturbé

pendant ce temps-là, je faisais tout pour y être afin de me sentir vivant, à côté de mes pairs. C'était donc merveilleux de retrouver encore une fois cette ancienne famille adorable.

J'avais regardé sur ma montre, étant déjà assis, et il était déjà 20h50 et mon épouse ne m'avait pas encore fait signe. Qu'il y avait-il ?
C'était une pensée momentanée et légère, je savais que tout baignait chez elle, l'inquiétude n'avait donc pas de place. Quoi qu'en se le demandant de temps à autre timidement, en vérité, je ne voulais pas savoir ce qui serait la raison de cette inattention inaccoutumée. En fait, dans une large mesure, je savais qu'il lui était aussi possible d'être emportée par un profond sommeil et d'oublier d'appeler son mari. Aussi, je ne voulais pas m'alarmer beaucoup dans la mesure où le low-batt était aussi possible, notre Goma était synonyme de manque d'eau et de multiples coupures d'électricité.

Quand je m'étais mis à parler, tout d'un coup, l'ambiance avait retrouvé son comble de jadis. C'était bien clair alors, tout ne pouvait se passer merveilleusement que quand j'étais présent. Moi qui pensais prendre une seule bouteille, j'en avais pris plutôt deux au total, bien glacées.
Après cette dernière, il fallait rejoindre mon domicile, ma femme devrait s'inquiéter énormément maintenant, la solitude nocturne semblait toujours présenter un caractère plus que fatal chez elle; en plus, elle risquerait même de soupçonner une probable existence d'une rivale quelque part, qui lui priverait de ma présence.

En réalité, mon épouse était une femme fragile et surtout très amoureuse, normalement elle devrait déjà se sentir mal.

Ainsi après cette intense pensée sur elle, je m'étais levé pour évacuer, j'abandonnais sans le vouloir mes chers frères pour retrouver mon épouse. J'étais monté dans la voiture, et mon seul désir était celui de palper au moins quelque chose se trouvant sur le corps de ma femme.
En regardant ma position, ma joie s'était automatiquement amplifiée du fait qu'il ne me restait que seulement 5 minutes pour la voir en chair et en os.
En jetant un coup d'œil rapide sur mon téléphone, le constat était qu'il n'y avait aucun signal réseau. Il fallait donc rentrer à l'intérieur pour savoir si tout le monde connaissait cette même situation. En posant la question sur le réseau aux collègues, ils m'avaient dit, contrairement à mon attente, que jamais le réseau n'avait été aussi impeccable comme pendant ce temps-là. Donc c'est mon téléphone qui connaissait seul ce problème incommodant.

Par Michael UHURU

Seguin dans un monde perturbé

Je l'avais remis à un d'eux, le plus jeune, et celui-ci trouva solution quelques deux minutes après. C'est la mauvaise disposition de ta Sim Seguin qui est à l'origine de la situation, avait-il dit, en me le remettant tout bien arrangé avec une grimace de grand connaisseur. Illico, j'avais jugé bon de l'éteindre car il ne fallait pas qu'elle tonne sur moi en me posant une multitude des questions sur ce que je faisais encore à l'extérieur. Il me fallait l'éteindre car je voulais m'excuser uniquement en arrivant.

Soudain, l'idée de prendre un lapin me vint cruellement jusqu'à me faire oublier que ma priorité était tantôt celle de rentrer à la maison. J'avais ainsi quitté le groupe pour un endroit approprié.

12

En route, je me posais la question de savoir ce qui faisait que les gens puissent trop aimer cet endroit, pas trop classe d'ailleurs ; car contrairement à n'importe quel autre coin de la ville, là de lundi à dimanche, les gens y étaient toujours pleins, mangeant et buvant joyeusement.

Quand j'y étais arrivé quelques minutes plus tard, mes anciens collègues de la fac, les aventuriers les plus courageux, connus et sombres de ma promotion m'avaient accueilli très joyeusement, peut-être que c'était pour eux une façon de célébrer, avec faste, ma toute première sortie nocturne post-mariage. Et tous étaient accompagnés des filles dites souvent raisonnables quand on faisait foi uniquement à leur apparence innocente dans les rues.

Moi qui ne voulais que me procurer un bon petit lapin chaud, une bière de plus me sera offerte par Serge, dit depuis un temps dans la ville : *poète sanguinolent*. C'était un pseudonyme lui collé depuis qu'il avait fait endormir et saliver une jeune fille brune, juste en prononçant 3 petits mots d'amour légers, en étant avec elle dans une alimentation aménagée dans une parcelle non clôturée, près de Terminus, à Kyeshero. Et depuis lors, tout ce qu'il disait, faisait plonger, de manière forte, les femmes dans un second état émotionnel, pour seulement ce qu'elles considéraient, abusivement je pense, de grand romantisme.

Même si coureur des jupons confirmé et engagé, je ne pouvais pas décliner son offre, même mon adorable épouse m'encouragerait certainement à la prendre si elle était là. De mon côté aussi, au lieu d'un seul petit lapin, il fallait payer 5 autres pour couvrir le besoin de ce nouveau groupe de vrais buveurs et dragueurs qui défendaient leur faiblesse en la présentant comme

Seguin dans un monde perturbé

le mode de vie approprié pour les hommes prêts à accueillir bonnement le nouveau monde.

Une dizaine des minutes après, quand nos commandes arrivèrent, je me fis d'abord plaisir d'observer les gens qui étaient autour de nous, c'étaient des gens incroyables.

En effet, les gens autour de nous présentaient tous des caractéristiques étonnantes et déréglées. Il y avait d'abord devant nous des hommes sans pudeur, des hommes courageusement engagés à parler, c'était ce genre des personnes qui commentaient sur tout ce qui passe et bouge devant eux ; et ils faisaient tout pour le réduire à la femme et aux seuls organes génitaux de l'amour. Ils disaient sans se gêner à tour de rôle: -imaginez-vous, figurez-vous, là c'était l'un d'eux très brun, que ma bière devienne une béguine prête à tout : que feriez-vous d'elle et de moi ? Pensez une minute, imaginez-vous, c'était un autre qui portait un gilet tricolore, figurez-vous un instant, ajoutait-t-il joyeusement, que cet homme gros-là ne le soit qu'uniquement d'apparence, et que tout ce qui est caché révèle que nous pouvons être accueillis tous au même moment, oh-oh les amis ! Qui pourrait ne pas le vouloir vraiment ? Supposez, disait un autre plein des cicatrices au visage, que je tombe sur une merveille, un bon truc de donzelle vivant et que je vous le montre par ébahissement : oh-ah oh ! En me comportant comme ce garçon qui étale ses dents courageusement comme un dingue, comment vous comporteriez-vous, sincèrement? Dites-moi vraiment, sans hypocrisie. Ils semblaient, tous, avoir la volonté de dire au moins un truc sur tout ce qu'ils voyaient, sur n'importe quoi. Et ils utilisaient des expressions vraiment inhabituelles, il fallait être voyou ou au moins, intelligent, pour saisir quelque chose de leurs multiples commentaires.

A la table arrière, à deux mètres de nous, en allant vers la cuisine, se trouvaient-là trois couples des gros, de gros pères et de grosses mères, lesquelles par ailleurs ne parlaient que de la nourriture, et…rien que de la nourriture. Ils s'étaient aussi fait plaisir de commander 6 gros lapins avec piment et de grosses pommes de terre jamais vues jusque-là par moi et qui, étaient merveilleusement vêtues par une sauce vraiment obscure à leur bordure. Cependant curieusement, dans leurs yeux, se lisait une sorte de manquement terrible ; et ce, malgré ce qui était déjà une surabondance pour un homme normal. On dirait que chacun se voulait 3 lapins pour lui seul afin d'être psychologiquement satisfait.

Par Michael UHURU

Seguin dans un monde perturbé

Contrairement à tous les gros du milieu, dits patapoufs par plusieurs, qu'on avait l'habitude de voir passer par-ci par-là dans la ville, eux semblaient très fiers de leurs gros bidons remarquablement bâtis. Ceux-ci faisaient, vraiment outrancièrement, valoir leurs gros ventres, en les touchant minute après minute et en mangeant aussi sans arrêt les pommes de terre extrêmement colorées par une sauce semblant bizarrement préparée. Ils y touchaient comme si ceux-ci étaient devenus des guitares modernes qu'il fallait présentement bien cajoler pour exciter les pulsions de joie dans les cœurs très rebelles non encore affectés jusque-là, malgré toute leur bonne harmonie et ritournelle, par leur bon bercement typiquement classique, produisant forcément partout où ils sont passés, un immense emballement. Ou au moins, on penserait au minimum, en les regardant, qu'un gros ventre touché apportait quelque chose de très agréable, tant à son propriétaire qu'aux voisins directs le voyant.

Même s'il y avait de la peine à interpréter le sens de cette auto-caresse orientée vers les ventres et le message qu'ils voulaient véhiculer par leurs multiples gestes dirigés vers leurs gigantesques gourdes à nourritures; aussi, malgré la grande curiosité que cela pouvait susciter naturellement chez n'importe qui, la surprenante frappe passionnelle provenait d'un groupe très particulier, installé juste à côté du bar.

Il y avait là trois jeunes gens très décharnés et l'un d'eux, paraissant vraiment grand, même étant en position assise, semblait s'inspirer en fixant, sans relâchement aucun, les bouteilles de bière commandées par tout le monde. Lui ne prenait absolument rien, mais semblait plus ivre que tous ces gros qui nous mangeaient là abusivement et qui se permettaient de boire de manière très insouciante. En le voyant, on croirait facilement qu'il se soulait à partir de prises des autres.
A chaque fois qu'une nouvelle bouteille, surtout froide, chutait sur l'une des tables dans son champ de vision, son tempérament changeait à l'instant même et il se troussait instantanément les manches et les mouvements, provenant du ballotement de sa tête, pouvaient amener à croire qu'il avait grande envie de chalouper à l'américaine. Après un regard circonspect dans toutes les directions, il faisait sortir dans ses yeux de lumineuses larmes d'opulence, comme si sa profonde prière venait d'être répondue. Il agissait avec lenteur quand il bougeait et j'avais comme impression qu'il fixait tout le monde au même moment.

Par Michael UHURU

55
Seguin dans un monde perturbé

Il remuait sa tête contrairement au rythme des chansons jouées, c'était comme s'il avait une manière particulière d'ouïr les choses ou soit qu'il était le seul à saisir une mélodie qui l'encourageait à bouger de la sorte sans qu'aucun autre humain normal en prisse la moindre chose.

Il avait vraiment l'air fourvoyé, je pensais beaucoup plus à un jeune garçon en état de schizophrénie, en mutation vers une aliénation mentale totale ou soit un garçon malmené par une sorte de démence passagère, affectant sérieusement sa façon de voir les choses. En temps normal, bien sûr si tout dépendait de moi, j'allais exiger que l'on se déplace, j'avais comme impression qu'on était entourés par des bandes de malades terribles, capables de faire n'importe quoi n'importe quand. Tout ce qui nous entourait me poussait à avoir une étrange perception, celle d'être en grand péril.

Mais pour mes amis, ça paraissait être la résultante d'un bon calcul le fait d'être là. Je n'avais autre chose à faire que de supporter malgré tout cet encerclement dangereux, pour ne pas les gêner dans leur liberté. Brusquement, mon épouse fut encore son apparition dans mon esprit, j'avais dit silencieusement : -Oh ma femme, comme tu me manques !

De toute évidence, elle s'inquiéterait déjà de manière sérieuse de mon absence à la maison. Et cette fois-là malheureusement, je m'étais souvenu d'elle sans intention de laisser mon lapin.

Pendant que nous nous parlions confidentiellement avec Serge, une nouvelle fille vint, c'était quelques vingt minutes après mon arrivée. A la voir, c'était certainement une étudiante comme ses copines retrouvées là. Et trois parmi elles, au regard de leurs vêtements surannés, étaient certainement inscrites dans l'une des universités de second ordre pleines dans la ville ; mais la nouvelle venue, d'une grande université.

Par coïncidence, elle avait mis la même marque de parfum que celle-là appliquait habituellement ma très chère épouse.

Sans trop hésiter en atteignant notre table, elle s'était mise près de moi ; peut-être parce que j'étais le seul solitaire ce temps-là. Curieusement, la bouffe des os de mon lapin allait de pair avec la réduction de la distance qui existait, à son arrivée, entre moi et elle.

La fille nouvellement arrivée se levait aussi de temps en temps pour marmonner un truc apparemment secret dans les oreilles de sa copine brune et très charmante. Et à chaque fois qu'elle revenait à sa place, elle faisait tout pour me faire remarquer son adorable cul avant de se réinstaller. Aussi ses mèches, d'une longueur exorbitante, câlinaient de manière clairsemée mes oreilles. De la façon dont elle les secouait, il était évident que cela faisait partie de son habituelle stratégie de séduction.

D'ailleurs quand elle faisait affaler et remuer dans tous les sens ses mèches en régalant son derrière, sa copine Gabrielle, apparemment plus proche d'elle que les autres, semblait l'encourager à agir ainsi par des rires particulièrement scintillants. Je me rendais compte que, pour ces filles, se faire remarquer excellemment consistait beaucoup plus à utiliser leurs culs s'ils étaient suffisants et intéressants, c'était une sorte d'arme irrésistible et Goma était véritablement plongé dans la plus grande guerre moderne dans l'histoire de séduction, la guerre des fesses ; lorsqu'une fille n'en avait pas souvent, elle se voyait en sous-femme depuis un temps ; il fallait en avoir pour se sentir femme et recevoir tous les qualificatifs admiratifs masculins et les hommes actuels valorisent, y compris moi, cette partie féminine du corps plus que toutes autres.

Et une autre, d'une bouche démesurée, ne faisait que pendant ce temps ébranler ses épaules, assurément en signe de victoire certaine de sa copine.

Cette fille à la grosse bouche présentait des caractéristiques indomptées dans tout ce qu'elle exécutait comme mouvement, même manger un petit lapin par elle me paraissait comme si j'assistais une petite chienne très engagée dans une terrible bagarre, une vraie bagarre vraiment à la chienne où dents et gueules concourent très loyalement à la morsure ou exactement c'était comme un bouledogue découragé dans son appétit par la mauvaise qualité de sa viande émaciée ramassée mais obligé à la bouffer faute de mieux. Bref, elle était pénible à voir comme de la morve à côté de la bonne nourriture très enviée.

Même s'il ne fallait pas le dire pour la politesse ou le respect de l'autrui, en réalité sa bouche tapait fort et poussait à réfléchir deux fois avant de parler d'un sujet ayant trait avec son emploi, simplement pour ne pas blesser, par omission, son amour propre. Avec elle, si j'étais en présence d'une sauce, elle me pousserait à changer d'humeur, mon appétit se verrait ainsi agresser. Et contrairement à ses copines, elle prenait une bière souvent qualifiée « d'affaire d'hommes».

Chose bizarre, elle chérissait parler en buvant, et en la regardant, seule sa bouche énorme captivait l'attention et pendant un bon moment, j'avais uniquement l'intention de lui dire, bon, théoriquement : -hein madame ou fille, peu importe ce que vous êtes, il n' y a-t-il pas moyen de parler sans l'ouvrir dangereusement comme ça ? Et lorsqu'elle pourrait demander : -

57
Seguin dans un monde perturbé

ouvrir quoi monsieur ? Excusez-moi, je vous demande pardon ! J'allais répondre : -Je parlais de cette énorme chose qui te sert de bouche.
En fait, c'est un langage injurieux qu'un homme politique nous avait lancé un jour quand nous cherchions les moyens de campagne d'un ami à la fac, on en parlera après **Michael.**

En vérité avec cette fille, on aurait pu uniquement se contenter de la tonalité de sa voix très piquante, mais de là où elle venait, ça la rendait vulgaire pourtant belle en cas d'une autre, il y avait du mal à associer la bouche et cette jolie voix. Bon, elle était loin de moi, je n'avais pas à m'inquiéter énormément. Mais sa bouche ! Non, c'était vraiment une bouche dans le vrai sens, peut-être elle était identique à celles autrefois adaptées aux conditions alimentaires difficiles de nos ancêtres, celles qui permettaient à bien avaler un rat ou oiseau attrapé et à l'instant bouffé sans moindre préparation. Bon peut-être, mais nos ancêtres connaissaient déjà le feu donc en réalité, elle convenait plus à celles des cannibales. Quelque fût la bonne structure qui se cachait sous son blouson, elle n'avait pas de la puissance nécessaire pour minimiser l'état affreux de sa bouche.
Et c'était vraiment une bouche qu'on ne pouvait s'imaginer capable de retenir de la salive dans certaines circonstances. Elle était incapable de retenir une mouche s'orientant vers elle. S'il pouvait arriver à quelqu'un de s'en souvenir la nuit, elle suffirait pour constituer un vrai cauchemar pour n'importe qui. C'était une vraie gueule de bouledogue portée malheureusement par une femme se voulant séduisante et surtout préoccupée par le souci de rendre son affaire plus profitable.

A l'intérieur de celle-ci, se trouvaient des dents qui n'étaient pas du tout irritantes, elles éclataient par ailleurs, quand on négligeait avec graves efforts ses barrières buccales inquiétantes bien sûr, de manière vraiment forte; cependant sa bouche corrompait toute bonne appréciation, elle rendait tout ignoble. Même si l'on disait que la laideur sans beauté à côté présentait aussi du charme ; cependant avec elle, même si seule au monde, je resterais sur ma position.

Aussi, cette grosse bouche trahissait son incapacité à réfléchir par sa tête ; les filles de son genre n'avaient de la bouche que pour parler de leur libido et de leurs corps supposés meilleurs, à offrir sous condition, et en plus... rien d'autre. Elles avaient toujours plus d'instincts sexuels que la moindre capacité à sortir une simple petite idée plus au moins soutenable de leurs cervelles.

Par Michael UHURU

Seguin dans un monde perturbé

Dans une large mesure, cette bouche dévoilait, en réalité, une vraie idiotie et démontrait par contre un excellent reflex sexuel inégalable. Ça indiquait en même temps sur une certaine agressivité de sa part dans ce métier bouleversant le mode de vie sentimental actuel, un métier désormais grand pourvoyeur de l'argent, la nouvelle importante industrie dans le tiers monde. De manière succincte, c'était une bouche des filles cinglées qui détruirait n'importe quelle beauté féminine. Dans notre enfance, c'étaient des gens comme elle qui nous poussaient à nous taire quand on prononçait les noms, on avait peur d'eux que même en cas de colère ou de douleur, on se taisait pourvu qu'on ne nous les fasse apparaitre. Il suffisait, je me souviens, que ma mère me dise : Seguin, tu ne veux pas te taire ? Ok, je vais appeler garçon ou telle fille. Eh bien là, pour ne pas le (la) voir, on préférait oublier sa colère ou sa douleur. Oh seigneur ! Elle comme ça dans mon enfance, jamais je ne pouvais pleurer. Chose inquiétante, elle ne connaissait pas son corps pour porter une courte jupe-culotte, et si l'on pouvait apprécier quelque chose, on se contenterait d'affirmer qu'elle avait longues jambes ; car, à part cela, la vue du corps d'un cancrelat valait le coup, son corps inférieur, en principe sensible, était très inexpressif et sans forme ; il était toutefois bon en cas d'une œuvre caricaturale faite uniquement pour faire rire et abasourdir.

Elle faisait semblant de se concentrer par moment, mais son déséquilibre cérébral, exprimé par sa grosse bouche et ses gros trous de nez, éclairait suffisamment sur ses intentions purement stériles de fournir d'efforts de réflexion pour seulement faire croire détenir aussi un certain discernement. Et elle réfléchirait d'abord sur quoi ? Normalement, elle ferait mieux de porter toujours un masque pour épargner le monde de cette chose. C'était une espèce de mocheté qu'on ne voudrait pas avoir comme compagnie vraiment. Pour moi, une fille pareille constituerait une punition énorme si elle était ma sœur ou si j'étais obligé à faire vie à côté d'elle.

Tout d'un coup, en revenant des toilettes pour la 6ièmes fois, elle dit en écoutant une nouvelle chanson occidentale : -oh ! C'est la meilleure chanson dans le dernier album de Jenny avant de mourir ! Oh ! J'aimais cette chanteuse, surtout ses gestes très sexy ; oh ma star préférée, que tu m'as quittée vite avant que je ne te voie par mes propres yeux !
On pensait à une blague en l'écoutant le dire courageusement, mais elle était sérieuse. Quand Serge lui dit d'un ton dur l'instant qui suivit : - depuis quand penses-tu qu'elle n'est plus là ?

Par Michael UHURU

Seguin dans un monde perturbé

-Serge, tu n'étais pas au courant ? C'est juste après qu'elle se soit rendue en Afrique du Sud pour chanter à Mandela, avait-elle répliqué – A Mandela ? De quoi et de qui tu parles au juste? Bon, faisons comme si tu n'as rien dit ; pour ton information, cette grande vedette de la musique est toujours vivante. Et moi je disais silencieusement : -voilà de quoi elle est normalement capable, une fille comme elle ne pouvait que faire preuve à un certain moment de son déséquilibre.

Quand le jeune homme, semblant s'enivrer par transfert, sifflota encore, elle répartit immédiatement et en vitesse, marchant comme un enfant finissant sa circoncision, aux toilettes. Il me semblait alors évident que chaque petit siffle qu'on écoutait venir de ce jeune constituait les raisons de ses multiples courses aux toilettes. Bon, donc à part sa bouche énorme, elle était aussi allergique ou au contraire très sensible alors aux sifflets.
En fin, selon une certaine sagesse des filles africaines, en parlant des bouches, c'était la catégorie des femmes qui vomissaient terriblement en mauvaise période et qui n'hésitaient pas publiquement d'utiliser leurs grosses bouches pour s'ôter les ongles de pieds ; non de mains je voulais dire. Et quand nous étions encore jeunes, les plus âgés du quartier ne cessaient de dire que jamais il ne fallait prendre en mariage une fille ayant une grosse bouche, ils disaient qu'elles avaient toujours été grandes. Et c'est seulement depuis un temps que j'avais saisi parfaitement ce que voulait dire l'expression « elles étaient grandes ».

Heureusement pour moi, je n'avais jamais été témoin ou décideur dans un jugement ; car dans une affaire criminelle, une femme ou un homme ayant un visage très affreux, des creux impossibles à la figure, une bouche très grosse, une tête incroyablement grosse, ferait un ou une coupable sans réflexion aucune ; je ne pouvais jamais réfléchir deux fois pour désigner une coupable par exemple en voyant dans une quelconque bande d'accusées une fille affreuse comme celle-là. Bon, c'était peut-être mon point faible en analyse du comportement criminel et peut-être une vision très inéquitable sur la société humaine.

Quand par ailleurs je m'étais souvenu de l'information de la fille qui avait pissé comme un homme sur le véhicule de la police pour s'opposer à l'arrestation de son frère ainé, je la voyais maintenant elle en tant que la pisseuse de cette information de la veille.
Une autre, juste à ma gauche, c'était la fameuse Gabrielle de Virunga, assise à côté de Serge ; c'était elle sa copine de la soirée et même sa

Par Michael UHURU

Seguin dans un monde perturbé

principale amante depuis un temps. Ce petit Serge était depuis longtemps versé dans ces histoires de femmes. Quand on l'écoutait parler des femmes avec tous les détails, on pensait facilement qu'il y était plongé depuis l'âge de 5 ans. Je n'avais pas encore vu un homme aussi obnubilé par les femmes comme celui-là depuis ma naissance ; bon toutefois, il n'égalait pas l'enseignant de l'UNAKA. Cependant, ses exploits étaient aussi très remarquables dans les histoires. Certaines bouches n'hésitaient pas à dire qu'il était même le déclencheur principal du divorce de Gabi. Certainement elle mourait aussi par le fait d'écouter tous les jours ses mots d'amour, légèrement mal prononcés, que les femmes considéraient par contre de grand romantisme. Et ce divorce précoce et brutal de la fille branlait depuis deux mois toute la ville.

Personnellement je la connaissais depuis longtemps ; et maintenant, elle avait l'air d'une vieille femme très épuisée par les choses de ce monde, ayant au moins une cinquantaine d'années. Apparemment, c'était elle qui était la plus âgée de toutes les six, à part bien sûr des doutes qu'émettaient fortement la bouche de l'autre fille sur l'âge et à qui je n'avais même pas voulu demander le prénom quand nous nous faisions connaissance. C'était difficile à estimer correctement son âge à cause de la mocheté très marquante de celle-ci.

Gabrielle était avant son mariage, s'il faut le dire, plus au moins belle. Elle brillait d'une certaine manière même si des taches de boutons couvraient son visage. A chaque fois qu'elle se baladait çà et là autre fois, avant qu'elle ne parte s'aventurier dans une relation de couple qui aboutirait inévitablement à un échec, comme ce que prédisaient ceux qui la connaissait, moi je me disais par contre sans mots, n'étant au courant de rien : -si des taches de boutons n'étaient pas là, je l'aurais présentée à mon cousin Bens pour le mariage et certainement, il ne se serait pas empêcher de lui dire un joli poème ; et s'engager de manière irrévocable. En fait, dans ma famille, bien que chrétienne, une superstition subsistait de génération en génération. Pour nous donc, toute fille ayant des boutons était toujours mal vue et déconsidérée, les boutons disaient simplement : sexualité outrancière pratiquée.

Cette Gabi, comme aimaient l'appeler ses amis, quoi qu'actuellement divorcée vraiment de triste mémoire et dans des circonstances ignominieuses, je me disais quant à moi, sans trop la connaître exactement à l'époque, quand elle passait devant moi dans le quartier, qu'elle était juste

Seguin dans un monde perturbé

pas mal et je n'hésitais pas d'ajouter par ailleurs : -Gabrielle sera bonne femme pour plaire et consoler un homme au foyer. Mais je me trompais, j'étais le seul au quartier à croire qu'elle était comme ça.
Gabi, jeune encore, peut-être quand elle n'était pas encore promise à son actuel ex-mari, lorsqu'elle allait tout le temps à l'église portant ses longues jupes et chemises, je ne pensais pas, juste en la voyant, qu'elle était une vraie trainée de la pire espèce ; ses petites agitations ridicules en groupe semblaient revêtir ma vision de l'innocence de sa part et ainsi elles chassaient loin de moi toute forme de vraie réflexion sur le vrai niveau de sa moralité. C'étaient des agitations considérées d'innocence naïvement par moi. Mais ses proches amies disaient, quelques jours après son divorce, qu'elle était tout pour un homme, sauf une femme à épouser. Elles disaient finalement qu'elle fournissait tous les efforts pour donner au monde entier le contraire de ce qu'elle était réellement et que si grand hypocrite il y avait au monde, c'était Gabi.

Quand elle était partie avec un homme, sans que cela fasse partie de mes préoccupations bien sûr, toutefois j'en parlais timidement en passant quand même, je pensais qu'elle méritait ce bon foyer car l'homme qu'elle avait épousé avait bonne réputation et surtout il était connu dans le quartier d'homme droit et correct.

En effet, au-delà des choses que j'ignorais, les filles de cette nouvelle génération se mariaient rarement et choisir celle-là dans cette multitude pourrie, était, normalement, révélateur de sa bonne moralité et je ne pouvais pas m'imaginer qu'elle était amoureuse de l'argent et sa conséquence naturelle dans le tiers monde et ailleurs, les jambes en l'air quotidiennes dans tous les coins et recoins. S'il est vrai qu'elle ne m'intéressait pas au sens purement romantique, mais sortait d'elle, souvent en passant dans les avenues, quelque chose d'exceptionnel, un truc doux vraiment inexplicable par des mots et je n'avais jamais eu la moindre idée sur la vraie expression de ses actes hors du grand commun féminin local. Bon, ça pourrait se comprendre quelque part, je ne m'intéressais pas à elle, surtout que j'avais déjà atteint le ciel à l'époque, ma Ruth encore copine ; la terre était pour les petits terriens aveuglés par les choses d'ici-bas, les choses n'intéressant que ceux qui ont peu à vouloir au maximum.
Dans une certaine mesure, j'aurais pu dire, si j'avais à parler d'elle à l'époque de toutes les façons, quand elle passait de gauche à droite dans les différents couloirs et différentes avenues comme une vendeuse ambulante, qu'elle était tout simplement pas mal, elle n'avait rien d'ignoble susceptible

Seguin dans un monde perturbé

de pousser quelqu'un à adopter un comportement méprisable à son égard. Je me disais timidement quand ça me plaisait parfois aussi : -sans ces taches noires au visage, elle ferait une fille très sexy mais de beauté moyenne ; ça c'était moi, en fait j'avais une parfaite, la plus adorable de toutes les adorables, la plus charmante de toutes les charmantes ; et mes critères étaient très pesants que les remplir n'étaient pas toutes femmes ; elles étaient très rares celles qui pouvaient mériter mon regard et la moindre partie de mon attention.

Il n'y avait pas beaucoup de Ruth dans mon environnement. Aussi, je me contentais totalement de l'unique poisson non malade que j'avais pêché dans vaste océan qui était devant moi. Je dirais que personne, dans mes conditions, ne pouvait oser se souvenir d'elle sans l'apercevoir de nouveau. Mais elle me persuadait quand même par son attitude hautement hypocrite que je considérais pendant longtemps de comportement digne et exceptionnel. Je pensais très naïvement qu'elle était une fille de la même catégorie abstinente et vertueuse que ma Ruth.

Il m'arrivait parfois de passer mon temps en train de contempler les jolies fleurs de Goma, que Dieu avait plantées çà et là dans notre grand jardin pour faire de notre voyage d'ici-bas le meilleur possible, en m'installant au rond-point Bralima ou ailleurs, dans des endroits où l'affluence féminine a toujours été très dense tout le temps ; mais la désillusion s'emparait toujours de moi avant même d'en mesurer la grandeur ; toutes faisaient honte à leur créateur en menant une vie surabondée par une débauche socialement autorisée.

Et cette Gabrielle, belle surtout de taille, m'était quelque part familière, certainement parce que je l'apercevais souvent en train de sillonner avenues et rues. Peut-être aussi elle avait ce que je pouvais au moins considérer de très romantique ou quelque chose de vraiment fort, capable de me rendre fou d'elle; cependant, mes yeux voyaient autre chose sur elle, juste une fille pour simples salutations, peut être que mon instinct très idéaliste en était la raison engendrant l'absence de grande attention. De toutes les façons, je n'avais pas aussi d'autres choix à opérer, et surtout pas elle de toute évidence, je vivais avec une fille qui avait tout pour plaire scrupuleusement et qui avait un cœur réellement d'amour à offrir.

Donc, quel que soit ce qu'elle pouvait avoir comme qualité ou bonté, je ne pouvais que me contenter de ses petits bonjours tous les matins ; ça faisait bon émotionnellement et ce à l'absence d'une vraie connaissance sur ses œuvres putains de tous les jours.

Par Michael UHURU

Seguin dans un monde perturbé

D'ailleurs, s'agissant de ces filles-là de mon quartier, et bien une qui voulait que je fasse plus d'attention sur sa personne tous les jours était automatiquement candidate à l'oubli sans regret, je m'en moquais tellement que je n'avais même pas une minute à consacrer pour elle deux jours après malgré ses tentatives de séduction. Je ne pouvais que m'en souvenir avec méfiance quand une occasion de la revoir arrivait, mon amour immense pour Ruth et leur immoralité m'empêchaient de connaitre même la vraie couleur de leurs yeux et la forme de leur croupe. Et aussi, elle n'était pas sur la liste de mes idéals féminins quand je cherchais encore çà et là une magnifique en bonté et beauté parmi les rares que je croisais et j'imaginais.

En effet, j'avais déjà dessiné 20 femmes sur une enveloppe, constituant mes idéals féminins, et en les confrontant avec les vraies, ayant la chair et les os, j'avais à choisir celle qui remplirait tous les critères ou qui dépasserait mes attentes. Les filles dessinées-là étaient toutes suffisamment bâties à leur bas de dos, et même si chacune avait son point fort dans l'un ou l'autre critère, en réalité toutes possédaient en commun un aveuglant cadre du bassin, à la forme d'une guitare, dont la vue faisait croire à tout observateur voir un magnifique mannequin en bois bien élaboré mais vivant, pour lequel la vraie touche arrondie du maitre est très remarquable à ce qui fait femme différente d'homme au-dessus des genoux. Chacune avait une peau soignée naturellement, refoulant loin de n'importe qui toute pensée sur la nécessité d'un bain pour faire d'elle présentable, bien qu'elle se lavât plusieurs fois la journée, et l'on n'avait point à croire à l'ajout qu'apporte pour les autres une lotion ; l'étincèlement de leur beauté de peau n'en avait pas besoin. Sur les plans comportement, habillement et autres manies féminines, ces filles exceptionnelles n'avaient pas à se parfumer, car le parfum enlevait toute la magie de leur naturelle émanation des peaux très fascinante ; en fait ces choses étrangères modifiaient leur exhalaison naturelle en cas de mise, pourtant des peaux obligeant naturellement n'importe quelle langue à déclencher l'action de sucer.

Celles sur ma liste marchaient toutes à la perfection, comme de belles miss descendant d'une race hybride, inconnue, raffinée ; elles marchaient, plus simplement, comme des vierges n'ayant aucunement l'intention de fréquenter un jour un mâle pour un dessein audacieux et profond, considérée par certains comme étant socialement blâmable, avant le mariage. Elles passaient ainsi devant les hommes sans bouger quoi que ce soit sur elles, mais leur apparence si innocente et bien plus que provocatrice suscitait une envie monstrueuse chez tout humain, un désir totalement

Par Michael UHURU

Seguin dans un monde perturbé

irrésistible qui n'avait que pour point de chute la vulnérabilité à exposer et la course derrière elles à exécuter absolument. Elles étaient de bonnes tailles, pas trop brunes, non plus trop noires ; mais elles semblaient plus brunes que les brunes, aussi bien plus noires que les noires. Leur parler avait un impact émotionnel énorme, car leur parole faisait penser à une réussite dépassant de loin une nudité versatile et intime qu'on pouvait voir et affronter avec certaines filles souvent abordées partout dans la ville. Elles adoraient l'amour vrai, la vie, la fleur, le naturel. Elles avaient une attitude provocatrice, ce qui est toujours à souhaiter pour toute femme intéressante, cependant celle-ci était aussi suffisamment grande pour repousser les petits voyous en quête d'un simple va et vient quelque part. Elles se baignaient à plusieurs fois la journée et moindre poussière n'était capable d'approcher leurs corps. En épouses un jour, elles coucheraient à part leurs maris les nuits, sauf quand l'enfant était voulu. Leur souci quotidien était plaire, faire sourire et mettre dans l'allégresse. Lotion et maquillage étaient vraiment inutiles après leurs bains journaliers, dans la mesure où leurs peaux savoureuses, conciliant avec le soleil levant et s'adoucissant parfaitement avec l'eau et savon, n'en avaient aucunement besoin ; en vérité rouge à lèvres, bijoux et chainettes, elles ne savaient qu'est. Leurs regards, simples mais hors du commun, suffisaient pour montrer qu'elles abhorraient tout intérêt en relation amoureuse, cela attestait clairement que chacune d'elles était prête à épouser un vendeur de braise, pour vu que l'amour en soit la raison. Elles étaient, enfin, des filles qu'on avait plus à vouloir voir de derrière, la vue de dos, toujours comme ça, pour la magie créatrice de leurs bas de dos ; oui, je suis partisan de la beauté centrée sur cela. C'étaient les caractéristiques des filles que j'avais dessiné, et j'avais trouvé deux dans la réalité et une seule avait tout ce je désirais, ma femme, elle qui possédait tout ce qui était là, car au-delà de tout ce qui y était, sa forme de femme dépassait de loin ce qui s'y trouvait; et Gabi, n'avait rien à avoir avec ce qui y était comme idéals féminins, elle n'avait rien de tout cela en tous points de vue.

C'est à partir de mon épouse, avec notre propre expérience, que j'avais compris que dans une lutte ou dans la recherche d'un mieux, en amour ou en politique, tant qu'on n'est pas convaincu de la vraie détermination de la compagnonne voulue ou des disciples, le secret de la chambre à coucher ne peut être livré. Il faut de l'assurance d'abord et jamais il ne faut céder face à la naïveté. Partout où tout est facile et que l'on n'a pas à chercher à convaincre, quand tout de merveilleux se ramasse, ça doit faire craindre. Même si tout était clair et tout secret n'était plus secret avec ma femme après ; avant cela, moi je voyais la complexité, la grandeur et avec elle j'avais compris que jamais il ne faut faire confiance parce qu'on pense posséder ce qu'on rêvait ; la beauté attire mais elle n'est pas ce qui peut nous faire perdre notre sens de discernement. Encore très jeune, elle était belle pour faire croire qu'un instant pouvait déjà indiquer sur le durable, mais la prudence s'imposait tant que tout n'était pas orienté dans mon sens, et que même si le début pouvait être une assurance de la bonne suite pour nous deux, mais jamais je n'avais pensé à la certitude toute faite sans être sûr que son vœu était mien et que mes rêves seraient accompagnés et partagés, sans contrainte ni hypocrisie et que la finasserie ou tromperie n'a pas été l'élément déclencheur de son action. Sa beauté révélait et poussait à croire que merveilleux et excellent, c'était la beauté de femme.

En outre, en ce qui concerne toujours Gabi, ses intentions n'étaient connues de personne, non, de moi, cependant un peu d'attention sur elle faisait ressortir dans ses agissements un petit indice, une forte volonté de rompre avec le célibat le plus vite possible. Elle semblait avoir le grand souci de mener une vie de couple. Peut-être parce qu'elle avait déjà marre de sa vie de débauche sans nom.

Par ailleurs, cela paraissait comme étant un dessein majoritaire de toutes les actuelles filles sans aucune vertu, précisément africaine. La plupart voulait devenir femme mariée et fabriquer des enfants en couple après s'être comportées comme des folles ; et souvent elles y allaient en poursuivant totalement leur ancien chemin totalement ténébreux.

Quand on les écoutait, elles en avaient étrangement besoin que le mariage paraissait pour nous autres comme de la boue, pour le cochon, dans laquelle il devrait s'enfoncer par goût spontané, une sorte de banalité. Autant c'était devenu une préoccupation persistante et dominante pour elles, autant elles n'arrêtaient pas de se faire plaisir par ci par là sans regret, sans se cacher même pour la honte que cela provoquerait normalement ; bref, c'était ça le paradoxe. Et depuis un temps, si certaines partaient normalement, portant souvent des robes blanches devant tous comme si cela effaçait tous les avortements volontaires et idiotement provoqués, et ainsi prouver à la face du monde entier que l'on conservait sa virginité en se mariant de cette façon, en robe sans autre couleur. Et même si d'autres se contentaient à fabriquer des enfants en raccourci, mais pour beaucoup comme Gabrielle, l'objectif était celui d'avoir un jour un homme ronflant à coté de soi, tout en profitant pleinement de la vie chaude dans les coins et recoins de la ville. Et comme ce qu'on disait sur elle, Gabi avait été chassée pour ce qu'on attendrait naturellement provenir d'elle, l'infidélité à grande échelle avec le petit Serge et les autres nombreux coureurs des jupons de la ville. Voilà pourquoi même je commençais à détester le mariage, ça me soulait quand je voyais une habituée à l'abattoir plaisant déclarer dans une église : je te serai fidèle dans le meilleur comme dans le pire, tout en sachant très bien qu'elle en sera incapable.

Quant à elle, en parlant de leur séparation, elle voulait faire voir aux gens que c'était plutôt la constitution physique très minuscule de son mari qui en était la raison et que même, 3 longues et pénibles années étaient insupportables pour toute femme vivant avec un homme si petit comme son mari ; et que normalement, elle aurait pu divorcer le jour même de la première nuit de noce. Quand elle parlait de son mari, elle faisait tout pour montrer que c'était une petitesse autre que le gabarit.
En réalité, on ne savait plus le vrai mobile au mariage pour ces filles déréglées moralement et surtout sexuellement. On ne pouvait qu'attendre longtemps pour se rendre compte de quoi il s'agissait, on ne savait pas si cela était devenu un prestige, une moquerie ou un phénomène naturel torturant toute fille à un certain âge avancé.

Enfin, j'avais trouvé une réponse convaincante en observant minutieusement la cousine agitée d'un ami, nos filles actuelles n'avaient pas été faites pour le mariage, le mariage pour elles était devenu une sorte de jeu banal où aucun sérieux n'a de place ; elles comme Gabrielle, étaient merveilleuses, disons mieux, bonnes, pour les histoires de connes, pour des choses obtuses comme ce qu'elles faisaient toutes là avec la fille à la grosse bouche, avant la conclusion dans les petites chambrettes en vogue ce dernier temps dans la ville. Le divorce était le seul aboutissement qu'on pouvait attendre d'elle en cas d'union ; bref pour celles-là qui se mariaient par circonstance, par moquerie, par démonstration et beaucoup plus par perdition.
Aussi un simple regard sur ces filles me donnait l'impression qu'il était écrit sur leurs fronts et surtout sur leurs fesses irrésistibles, s'il faut emprunter le langage purement mondain : *nous avons ce que vos femmes n'ont pas chers messieurs, venez en nous et vous ne serez pas déçus. N'ayez pas peur de venir, nous ne regardons ni beauté, ni taille, seulement l'ampleur de la poche. Avec nous, pas question des histoires comme ces engagements sérieux où présence permanente est une exigence. Appelez nous quand vous voulez, vous nous verrez, dites-nous vos intentions sans hésiter, vous trouverez solution absolument.* Aussi, un petit regard sur leurs corps semblait dire : eh ! *Viens monsieur, il y a femmes et femmes, et nous,*

Seguin dans un monde perturbé

nous sommes vraiment femmes, essayez et vous y resterez. L'intimité ne vient pas du romantisme, c'est l'argent. Dans le monde moderne tout se fait par intérêt, en vérité tout s'achète; il y a plus de joie dans la grande vie où l'on ramasse sans se préoccuper du travail, comment ne pas donner ce qu'on a reçu gratuitement pour une somme d'argent ? Dé, ça se lave et c'est tout, ça n'enregistre aucun passant et pourquoi s'inquiéter ?

Cette particularité purement sensuelle attirait plus qu'elle ne faisait peur, certaines personnes oubliaient même l'existence des maladies liées à cette activité dangereuse. En réalité, c'étaient des attitudes provocatrices et captivantes qui provenaient d'elles apparemment sans moindre effort et pour beaucoup des gens, en mourir était la seule option optimale. Bref, sans conviction profonde, personne ne pouvait échapper.

Aussi pour la fille venue en dernier, elle n'avait vraiment pas obligation de se maquiller pour faire valoir sa beauté de visage et de bons habits pour valoriser son aspect bestialement attirant, se situant dans sa taille romantique très exceptionnelle et dans sa peau ayant un raffinement presque magique et de laquelle provenait une émanation naturelle tyranniquement érotique sans pareil. En vérité, un hayon ramassé suffirait pour faire embarquer un homme et laminer sérieusement ses fermetés morales.

En observant les agissements bien calculés de la nouvelle fille, couplés à des combines aussi bien pleines des tâtonnements gauchistes que fascinants, c'était clair qu'elle n'aurait pas encore fait beaucoup de temps dans ces activités d'errances sexuelles sans nom ; et Gabrielle très expérimentée et vraiment chaude, semblait être l'une de ses vraies maitresses pour son bon avancement dans ce domaine, exclusivement charnel, qu'elles adoraient de tout cœur.

Avec son grand gabarit parfaitement taillé à la bonne femme noire, plus son allure chaude et agitée et ses périphériques suffisamment élaborées au bas de son dos, les hommes n'avaient pas grand-chose à faire face à elle, à part résister et s'en fuir illico ou subir ce grand fouet en succombant entre ses bras en oubliant tout ce qu'on a toujours protégé.

Ses lèvres indiquaient sur son habileté à faire condamner sa proie par une simple bise et sa poitrine parfaitement montueuse poussait inévitablement, même pour un homme correct, à réfléchir deux fois quand il fallait l'abandonner. C'était indubitablement une femme habituée à utiliser ses instruments visibles très féminins et sans imperfection pour faire courber les hommes.

Par Michael UHURU

68

Seguin dans un monde perturbé

D'ailleurs dans l'ensemble, mon corps était en train de partir lentement **Michael**. *Auprès d'elle cher ami, on sentait qu'on avait à côté de soi un corps de femme, un bon corps vivant et très naturel*. Qu'est-ce qu'elle était belle !

Pendant que je cherchais un billet de 20$ tombé imprudemment de ma poche droite de pantalon, elle se fit grand plaisir pendant ce moment-là de suspendre dans les airs une de ses jambes, de couleur vraiment inédite. Ses jambes étaient une sorte de grande création de génie, réellement faite en chair et en os. En les regardant, on pensait voir pour la première fois le suprême, il n'y avait pas deux choses aussi merveilleusement faites au monde comme ces deux bonnes grosses tiges faites en chair, merveilleusement soignées, apparemment miellées pour attirer l'envie, de la deux bonnes paires des perles rares propres comme les bonnes robes des saints et saintes, et qui étaient, en plus, envieusement couvertes de petits poils en forme de la bonne pelouse verdoyante, mais gracieusement noircies pour juste s'ajuster à la couleur africaine ; c'était en quelque sorte comme une forme de pelouse nouvellement engendrée par la bonne terre les couvrant, et celles-ci sortaient triomphalement du bout de sa mini-jupe, en soie légère, qu'elle enfilait splendidement comme si cet habit et son merveilleux corps faisaient un.

Toutefois, bien qu'elle fût bien gâtée en tout, mon épouse avait une vraie avance sur elle, elle possédait beaucoup plus trop qu'elle en général. Nonobstant, elle avait tout ce qu'il faut pour faire rêver un homme et l'embarquer dans la grande perdition sentimentale, ne demandait que passer un temps avec elle.
Cependant, de la façon dont elle me dévisagea après, forcément, j'avais constaté, qu'elle me connaissait très bien ; elle savait très bien que j'étais fidèle à ma femme, ça se chantait partout depuis un temps. Son dernier regard, aussi coupable que séduisant, magnifiquement impulsé par un esprit dévastateur, m'avait aidé à reconsidérer amplement mes principes toujours défendus (fidélité, amour et jamais de trahison) ; et surtout, il m'avait permis à m'écarter totalement de l'envol effroyablement imposé sur moi, moi qui n'étais que simplement un homme qui cherchait à faire asseoir depuis un temps de bonnes valeurs morales dans sa vie, afin que ce qui est courant pour beaucoup soit fait autrement à partir de moi sans aucun regret, cela dans le but d'installer une sorte de renouveau dans le malheureux comportement dominant l'actuelle vie ; ou soit, pour qu'afin, le plus accessoirement connu et négligé s'impose tout à fait et qu'il devienne

Par Michael UHURU

Seguin dans un monde perturbé

désormais la seule voie à suivre par la majorité.

Après tout aussi, je ne devais pas me faire emballer comme ça après cette découverte et pour surtout pour ne pas aller à l'encontre de mes convictions, elle se moquerait amplement de ce qu'on disait souvent sur moi : -*ce mec-là, Seguin, il est vraiment sérieux, il n'a que Ruth pour se tremper le pinceau.* En outre, ma femme était de loin la plus belle de toutes celles qui existaient à Goma et c'était pour cette raison que tout le monde qualifiait notre couple du « plus parfait », du plus équilibré de tous ceux-là déjà vus à Goma. Et quelquefois, certains articulaient que c'était un « couple de rêve ». Oui, j'en étais conscient, on faisait un merveilleux couple nous deux, c'était comme si l'on était fait l'un pour l'autre depuis nos naissances.

13

De toutes les façons, la fille dernièrement arrivée attirerait n'importe quel homme ayant encore de la vigueur, elle savait quand et comment faire valoir ses initiales ardemment appétissantes.

Mais je n'étais plus là après ma prise de conscience, le souvenir de mon épouse m'avait aidé à me stabiliser, mon esprit était désormais auprès d'elle ; cette fille qui m'attendait corps et âme à la maison sans condition aucune. Je ne voulais que désormais bouffer mon petit lapin et m'en aller aussitôt que sa dernière patte se terminerait dans ma bouche.

Un moment après, tout le monde s'était lancé à raconter ses bonnes ou mauvaises aventures, et j'étais le seul qui n'avait rien à dire dans ce domaine apparemment dominant, j'étais peut-être le seul au monde sans aucune aventure post-mariage ; c'était comme si je vivais un siècle où fidélité ne signifiait qu'une aveugle et insupportable privation.

Aussi de temps en temps, mes interventions étaient suivies des rires railleurs, ils disaient que je vivais l'archaïsme, le vieux et tous précisèrent, par coïncidence même, qu'il me fallait une rééducation sexuelle urgente pour rendre bénéfique à l'humanité les externalités de mon existence aussi bien en tant que travailleur que citoyen du monde libre où les barrières religieuses inutiles n'ont plus de place et n'influencent que les faibles d'esprit.

Je bafouais leurs paroles dans une large mesure, j'étais convaincu suivre la bonne route, l'amour collectivisé ne me méritait pas et j'avais juré de rester fidèle à ma femme devant les hommes et Dieu. J'étais aussi heureux de l'être, demeurer fidèle n'avait rien à avoir avec une quelconque privation,

Seguin dans un monde perturbé

c'était ce qu'il fallait, et je ne me plaignais pas en tout cas. Après tout, j'avais chez moi tout ce que je pouvais chercher ailleurs, cette femme que j'avais toujours rêvée depuis longtemps.

Je ne voyais pas ce qui était capable de me pousser à me torturer pour la même chose ailleurs. Je n'y voyais aucun intérêt en fait ; globalement je ne voyais même pas le moindre avantage à y tirer. Lorsqu'un d'eux, dit Rambo, nous avait déclaré ouvertement qu'en sexe, le meilleur était celui qu'on obtenait en volant, j'étais plus que perdu, j'étais ardemment désarçonné. Je n'avais pas compris comment un homme marié pouvait se permettre un tel baragouin.

Et quand il avait fini de parler, un autre grand condottiere, au nom de Norbert, cessa promptement avec sa timidité guindée et quelque peu charismatique jusque-là affichée. Il profita de parler quand les filles n'étaient pas momentanément là, elles étaient toutes aux toilettes en train de pérorer comme des oiseaux en couplement. Il avait dit, sans aucune forme de galéjade, que sortir avec les filles était une vraie façon d'aider l'humanité à évoluer. Il m'avait demandé, en remarquant mes réserves, de faire une enquête sérieuse chez les filles visibles et belles sur ce thème, si je voulais voir jaillir la vérité : **de la provenance de robes et pantalons disposés, cas des filles de Goma**. En conclusion, avait-il dit, j'aboutirais obligatoirement à remarquer que sur 10 robes possédées par toutes ces filles, 9 viendraient de leurs activités amoureuses et qu'il en serait évidemment de même pour les pantalons.

C'était vrai quelque part, sans eux, ces filles que nous admirons dans les rues et partout ailleurs ne seraient pas aussi propres comme elles le sont.

D'une certaine manière, leur compagnie apportait un plus dans la société ; n'eut été cela, il n'y aurait que des filles portant des habits vieux et démodés dans nos avenues ; c'était donc une sorte de mal nécessaire, m'étais –je dis emporté par leurs saloperies très mondaines.

Voilà pourquoi toutes les filles préféraient désormais les jeunes gens travaillant déjà quelque part ou soit les vieux qui avaient suffisamment de l'économie à offrir. Il était courant dans cette ville d'écouter une fille dire sans honte : que ferai-je avec un étudiant ? De quoi est-il capable financièrement et matériellement ? Tout avait changé, on voulait maintenant l'argent avant tout ; entre beau fauché et laid friqué, le second l'emportait toujours et en tout lieu.

Je m'étais souvenu là-même, qu'avant de rencontrer ma femme, quand j'observais toutes les jupettes intéressantes en vue de la dénicher, mon

Seguin dans un monde perturbé

oncle Dodo nous avait dit des choses intéressantes à moi et à son fils Tadé sur les femmes. En fait, il adorait nous en parler quand il voulait nous montrer qu'il avait grandes connaissances sur les femmes, et souvent il nous parlait de petits détails depuis un certain temps, je pense que c'était sa deuxième, troisième ou quatrième leçon sur cette même et récursive matière ce jour-là. Il articulait drôlement en cognant très orgueilleusement ses pieds, en nous fixant sérieusement comme si ce jour-là était le plus important de notre vie ou de sa vie ; il avait dit : -les enfants, le bonheur demeure pour toujours devant la porte des sérieux, ils n'ont qu'à l'ouvrir pour l'accueillir. Ils auront ce qui est au fond de leurs cœurs qu'il pleuve, qu'il neige. On pourra les négliger parfois, mais le futur fera comprendre que jamais être pressé n'avait payé un jour. Ils auront en effet, quand il le faudra, les meilleures de bonnes créatures de la terre qui sont les jolies femmes encore droites.

D'où pour un jeune sage les enfants, il lui faut toujours de l'observation quand il a besoin de trouver quelque chose de durable, bon, une fille avec qui vivre toute la vie. Pour tout jeune donc, le premier rendez-vous avec une fille est toujours très significatif et plein de grandes leçons s'il sait voir, poser des questions et interpréter.

Il a l'obligation d'observer toujours minutieusement une femme avec qui il veut créer une relation sérieuse, car les petits détails sont les plus déterminants pour comprendre sa nature, avait-il ajouté ce jour-là, en nous regardant avec amour et considération, à nos 20 ans. Après cela, de longues phrases débarquèrent et fumes moi et Tadé étonnés de ses grandes idées :

Vous les jeunes enfants en phase de mutation, sachez que quand vous invitez pour la première fois une fille, vous devez regarder comment elle boit, de quelle façon elle bouge, et vous aurez des réponses sur la manière dont elle traite sa chambre à coucher ; une femme qui arrange ses manières, donc arrange aussi bonnement sa chambre à coucher.

Après cela, poussez-vous plus près d'elle et rassurez-vous qu'elle n'a pas mauvaise haleine, sa bouche est le reflet de son état de corps. Une bouche féminine fouettant votre organe d'odorant montre un niveau de propreté fâcheux. Elle indique très clairement sur ses fréquences de bain par jour, car il ne faut jamais épouser une femme qui se lave une seule fois quand elle est encore célibataire, elle risque chez vous d'arrêter carrément à se laver en cas de non sortie et c'est moche.

Regardez par après attentivement ses lèvres. Est-elle en train de plus sourire que de rire au premier rendez-vous ? Une femme qui sourit à la

Par Michael UHURU

Seguin dans un monde perturbé

place de rire est la bonne et elle saura comment résoudre les problèmes qui vous arriveront, rire avec un inconnu est un manque de caractère et de prudence pour une femme.

Ensuite, cherche-t-elle à vous amener à parler de vous ou préfère-t-elle vous pousser à aller tout droit au but ? Vous n'avez pas de chance si elle est trop directe au premier rendez-vous, toute bonne femme cherche de l'assurance avant toute déclaration d'amour. Si elle veut vous voir dire ce qui est au fond de vous avant de connaitre ce que vous êtes et qui vous êtes, pas plus de deux choses : vous en profitez si votre esprit est dévoyé et pas de lendemain ou vous vous en moquez et vous regardez ailleurs.
Le premier rendez-vous apporte les informations nécessaires si l'on sait voir. Jetez un grand œil sur sa commande après, tout en étant rassuré que vous avez été le premier à commander, car il faut toujours être premier à commander et essayer de la laisser seule pour se décider de ce qu'elle avalera. Si elle a commandé la même chose que vous, dites-vous que vous êtes en face d'une petite hypocrite, la bonne fille vous montrera immédiatement ce qu'elle aime sans aucunement faire comme vous.
Oh ! La boisson, elle dit toujours aussi grand-chose. Méfiez-vous d'une femme qui dit avoir pour seul goût les boissons gazeuses, négligez aussi celle-là qui dit que son goût unique est de l'alcool et qui en fait même commande à la première rencontre sans hésitation, aucune fille digne se le permettrait au premier rendez-vous courageusement ; si cela arrive, vous êtes en face d'une vraie trainée, en cas d'alcool, là je parle d'une africaine.

En effet, vous devez savoir que ce dernier temps presque toutes les filles de votre génération prennent l'alcool, en réalité la bonne fille est celle qui vous dira en cas d'une question ou de sa commande : - j'aimerais bien prendre une bonne bouteille de…, là c'est son goût non adapté aux circonstances et non mélangé à des considérations hypocrites, mais je ne veux pas mal paraitre, je ne veux pas t'effrayer.
Après, lancez-vous dans un exercice des questions où un oui ou un non comme réponse n'ont pas de places. Des questions comme : c'est quoi être femme dans ce siècle matérialiste ? C'est quoi le vrai sens du mariage avec toutes les mutations comportementales ? Les conditions de vie actuelles permettent-elles l'amour d'exister pour tous ? Après, comptez ses mots utilisés, ses phrases ; les trainées, même éloquentes, ne réfléchissent pas au-delà de 6 phrases par bonne question pareille.

Regardez aussi sa vie de femme. Essayez un peu de la pousser à parler de sa vie de femme, de sa famille, de ses sœurs, ses amis et amies, etc. En effet, la vie amoureuse d'une fille l'identifie, c'est un détail révélateur de son état malheureux ou bon. Une fille toujours plaquée, c'est une fille facile, c'est une trainée. Le plus souvent, les hommes ont du mal à se débarrasser des filles qu'ils n'ont pas connues, ou qu'ils n'ont pas connu facilement ; ça arrive rarement qu'un homme plaque une fille qui a pu garder ses distances. Alors, attention aux filles plaquées, ce sont des trainées.

Dans une large mesure, aussi bien les fréquentations, les parents biologiques que les ex petits-amis indiquent sur la dignité d'une fille. Les filles des mœurs légères se promènent ensemble, les alcooliques, envahit par le goût de l'aventure orientée vers la prostitution, également. Si sa copine est une fille mère ou une pute, ne continuez pas en pensant qu'elle n'y est peut-être pour rien, il n'y a jamais eu de chance ou de hasard heureux quand on veut une bonne femme ; une fille pareille, c'est certainement une femme qui s'amuse souvent et pour qui la fidélité ne dit absolument rien.

Cependant, ne perdez jamais de vue, une bonne femme vient souvent d'une famille difficile, car la dure épreuve vécue par elle la poussera à une volonté de vivre autrement ; bon pas toujours bien sûr, mais c'est un indice non moindre. Attention quand même, ne t'amuse jamais quand c'est une fille dont les parents sont de vrais alcooliques, de mauvaise vie et de criminels.

Egalement, une fille dont toutes les grandes et petites sœurs restent encore à la maison et s'enivrant par ci par là et venant d'une famille où aucun mariage n'est un jour enregistré, vous devez vous en éloigner à l'instant.

S'agissant de petits copains, soyez prudents. Avec qui sortait-elle souvent, avant ? Les vieux ou les jeunes ? Les travailleurs ou les étudiants ? Si c'est avec un étudiant qu'elle sortait, deux, trois ou quatre fois avant vous, estimez-vous déjà heureux, ses pieds sont encore sur terre. Sinon, c'est une trainée, car une fille qui ne voit que les travailleurs n'hésitera jamais à prendre pour copains des vieux friqués qui ont de l'économie à offrir, alors méfiez-vous.

Autre chose, c'est la foi. La foi est un élément de grande signification pour une vraie femme africaine. Ne vous sentez pas heureux, en posant une question sur la foi, quand vous tombez sur une fille très préoccupée par l'église et les prières ; c'est quelque chose par ailleurs qui fixe sur son état de déception et une vraie indication sur son grand besoin de consolation, cherché dans le miraculeux de la religion du tiers monde. C'est soit une

Par Michael UHURU

Seguin dans un monde perturbé

déçue, soit une convertie après une vie noire vécue dans sa période de grandes turbulences. Aussi, n'osez jamais vous aventurier si c'est une fille qui ne croit plus à rien, qui ne va jamais à l'église, elle pourra un jour vous tuer et ne rien ressentir après son acte. Une bonne, c'est celle qui ne se prive pas des choses de ce monde et qui essaye d'harmoniser avec son créateur.

Son avis sur la famille dit aussi quelque chose. Trop intéressée par le mariage, elle divorcera facilement quand elle découvrira la vanité du mariage et si vous regardez sa vie d'avant, certainement elle serait celle-là qui faisait autre fois la ronde des hôtels et leurs chambres ; si elle en est moyennement préoccupée, pas de problème, cela constitue un bon indice d'une vraie femme.

Dans une mesure non moindre, ne faites pas confiance à la sagesse d'une fille en terminale dans une université, croire en sa sagesse à cette étape c'est se tromper, une bonne femme devra avoir d'abord envie d'aimer avant celle de mariage ; ce qui n'est pas le cas de ces filles en terminale.

Son transport pris tous les jours fait partie de petits détails dont on ne peut se permettre de négliger, une question-là est obligatoire. Quand elle prend une voiture familiale, votre appréciation se trouve amoindrie. Mais si elle a un choix entre un bus et une moto, vous avez à poser des questions, car les trainées adorent plus les motos que les bus, ça leur procure une rapidité et constitue même un élément de jugement sur leur degré de patience et de prudence. La bonne, c'est celle-là prenant souvent les bus ou voitures taxi.

Le teint et la rondeur disent aussi quelque chose, il vous faut bien la regarder. Comme les garçons beaux sont victimes d'harcèlements et touchées sexuels dans leurs jeunes âges des filles âgées du voisinage, aussi les filles brunes, surtout celles ayant un cadre suffisamment élaboré, deviennent intéressantes chez les hommes, et ce malgré leurs jeunes âges. Un homme hésitera davantage quand il s'agit d'une fille très allongée et sans bonne construction au bas de dos que quand il est en face d'une fille arrondie dans sa partie entre genoux et hanche, même si elles ont le même âge. Regardez bien la fille et estimez à quand peut remonter son tour de cul, sa taille dans le langage masculin. Si très avant, vous avez les fortes chances de tomber sur une trainée ; sinon, les chances d'une bonne femme sont là pour vous.

Les petits détails sont les plus importants quand on a devant soi une fille avec qui l'on veut construire quelque chose d'assis. Observez tout, écoutez

Par Michael UHURU

75
Seguin dans un monde perturbé

plus et parlez moins, vous aurez ainsi de profondes réponses sur les questions de votre avenir en couple.

Bien évidemment, son habillement dit aussi beaucoup, ça a un sens. Assurez-vous d'abord qu'elle a un soutien dedans et un sous vêtement si possible; si rien, c'est une aventurière, passez directement ou faites les histoires pour disparaitre, bien entendu si les aventures côtoient votre cœur.

Vous devez avoir à l'esprit qu'en cas d'un premier rendez-vous, si une fille est venue en portant une robe, c'est une très bonne chose ; si un pantalon alors, soyez déjà inquiet. Le port d'un pantalon ou d'une jupe dévoile le niveau d'estime qu'elle a pour vous. Une belle robe exprime l'amour, un pantalon ne dit pas grand-chose.

Après alors, intéressez-vous à son intelligence.

Une fille réfléchie saura la dernière actualité de la ville ; tentez, en causant, de poser une question sur ce qui a pu bouleverser tout le monde. Si elle n'est pas au courant, c'est juste une femme qui a un corps, ça pourra même indiquer sur ses points à l'école, car jamais il ne vous faut prendre une idiote et espérer bien vivre un jour.

Aussi, faites tout pour qu'elle prononce votre nom, la vraie femme s'assurera toujours qu'elle connait très bien votre nom ; si elle le fait bien, soyez sûr qu'elle tiendra compte de ce que vous pourriez chaque fois lui dire.

Eloignez-vous, à la minute suivante, d'une fille qui utilise, à la première rencontre, des termes de la rue comme : boss, patron, grand, chef, mec, type. Là c'est une vraie trainée très habituée à la compagnie d'hommes peu honorables.

Si tout va bien jusque-là, intéressez-vous alors aux mots utilisés quand elle parle d'autres filles. Ainsi, fuyez directement quand une fille parle des termes comme : meuf, donzelle, fille-canon, yoyo, go, nana ; ou d'autres termes d'hommes, ayant trait le plus souvent avec leurs conquêtes. Car si elle en parle, là elle vous a ouvert les yeux sur les qualifications qu'elle a reçues en personne.

Essayez de parler d'une fille qu'elle pourrait connaitre, de préférence jolie. Si elle vous en parle avec estime, c'est une fille bien éduquée ; sinon, elle est uniquement bonne pour de l'aventure. Appelez-là et si elle veut faire la même chose avec un homme, c'est une trainée, ne pensez pas à construire quelque chose avec elle.

L'utilisation des organes constitutifs de son visage renseigne sur un certain nombre des vérités. C'est pour cela qu'il vous faut bien la regarder. Vérifiez si la cadence de battement de ses cils est normale ? Les trainées

Par Michael UHURU

Seguin dans un monde perturbé

ont toujours eu du mal à bien se comporter car elles veulent couvrir leurs visages d'innocence et cela souvent par un semblant de retenue ; alors ce battement anormal constitue la vraie révélation de leur volonté de dissimulation. Regardez ensuite si la stabilité de sa bouche est normalement assurée. En outre, soyez très prudents ; ainsi, rassurez-vous qu'elle ne porte pas des poils à l'intérieur du nez. Oh, là c'est moche.

Par ailleurs, vous fixe-t-elle longuement ou préfère faire la petite fille innocente et inoffensive en orientant ses yeux ailleurs ? Si tout est normal jusque-là, allez à l'étape suivante, qui n'est rien d'autre que le jour du second rendez-vous.

A cette étape, dites à elle de fixer le jour du prochain rendez-vous. Si elle est responsable, elle le dira et, elle n'ira jamais très loin dans le temps, quatre jours après c'est raisonnable pour une bonne fille. Si elle veut vous voir le faire à sa place, c'est une fille sans caractère, oubliez-là à l'instant. Et si elle va loin, c'est une fille qui veut toujours être suppliée, elle aime trop des négociations, elle n'est pas rationnelle ; l'intelligente et la bonne n'aura jamais à vouloir d'une quelconque négociation après seulement le tout premier rendez-vous.

Comme elle voudra vous écouter et le plus tôt serait bon pour elle afin de se décider sur l'amour ou non, alors aller loin c'est plus gênant pour elle que pour vous. Mais, pour sa dignité de femme noire ou africaine, 4 ou 5 jours suffiront pour la seconde rencontre, pas 1 jour après, pas non plus 7 jours, sinon c'est un genre de ces filles drôles, sans conviction.

Et en se séparant, un petit détail doit retenir l'attention, comment s'est-elle levée ? Une fille, bonne, bien faite, s'assurera que vous êtes assis pour se mettre debout, à moins que, avant qu'elle ne lève, vous vous étiez permis de jouer à la galanterie. Normalement en se levant, elle doit chercher à laisser un truc qui vous poussera à penser à elle si elle a bon corps. Mais si elle vous laisse le faire en premier, elle n'a pas confiance dans son corps, elle n'est pas sûre d'elle-même, sachez que vous avez en face de vous une complexée. Ça importe peu mais sa signification n'est pas négligeable.

Donc, connaitre l'autre a toujours un avantage pour chacun des partenaires, les petits détails disent toujours quelque chose. Vaut mieux se tromper parce qu'on a les bonnes connaissances qui vous ont accidentellement éloignées, en vous glissant dans le petit pourcentage de perdition que parvenir à une réussite familiale d'une provenance totalement inconnue.

Bref, je pourrais aussi vous dire que : vaut mieux épouser une pute dont on connait les anciennes fréquentations qu'une vierge pour qui la moindre histoire est inconnue. Les femmes sont capables du meilleur comme du pire. Quoi qu'il en soit, restez donc toujours vigilants quand vous avez besoin de quelque chose d'une grande importance qu'est la bonne fille.

Moi j'avais déjà trouvé un titre qui méritait pour synthétiser ses conseils orientés essentiellement vers les petits détails, c'était : *oncle Dodo et ses fameux petits détails.*

Ainsi, étant étudiant, j'aimais aller le voir pour qu'il me parle de ces nombreux fameux petits détails.

Et moi, je pensais dire un jour à mes enfants filles, surtout à leur âge adulte, quand il leur faudra prendre en mariage les hommes, je pourrais leur dire : soyez très vigilantes maintenant que vous voulez vous marier ! Il vous faut désormais regarder les hommes sur base de ce qu'ils ont de fondamental ; ainsi, soyez certaines qu'ils ont été un jour à mesure de voir de la bonne lumière sans se croire débarquer sur un paradis, de vivre le bonheur sans être plongé dans l'ivresse de grandeur, de prendre du lait sans croire qu'il y a mieux dans celui venant directement des mamelles des vaches, de se vêtir sans penser égaler leur voisin jadis admiré, de prendre part à une table sans vouloir s'accaparer de la fleur embellissant le diner, de pénétrer un monde pour lequel autre fois ils semblaient complexés sans croire récupérer ce qu'ils auraient si tout était là. Faites attention, un esprit éveillé n'est nullement fruit d'une confrontation entre un matin malheureux et une soirée couverte de jubilation et obnubilation étrange changeant aussi bien le psychique, le moral, que les attitudes par enchantement ; il est par contre ce qui sera par volonté de mieux vivre en société et ce qui advient après par souci de réussite sociale. Il faudra de ce fait, j'ajouterai après, plus de prudence que jamais, car l'état d'un villageois n'est pas un patrimoine très bien mérité du fait de la vie passée au village ou dans un coin reculé, c'est plutôt, en cas de la lumière vue pour la première fois, un état inattentif menant vers la peur du grand mystérieux non compris auparavant et chute certainement dans un complexe très bas car au départ l'esprit villageois a été mal préparé pour affronter les gens exceptionnels, autrement dotés. Cela déroute toute adaptation, et souvent il conduit vers un comportement aberrant où seule la ruse fait l'action, où méconduite caractérise tous les pas effectués ; et plus souvent, le ridicule devient mode de vie quotidien, et ça vous sera insupportable si mariage était fait avec tel. Mes filles, vous tombez sur un type de ce genre, vous regretterez toute votre vie et vous vous demanderez pourquoi une telle punition. Moi-même je pensais les nommer quand j'en aurais : **papa Seguin et les hommes à éviter.**

Par Michael UHURU

Seguin dans un monde perturbé

A l'époque, je ne voulais jamais m'aventurier sur un chemin où l'unique option était celle de fuir à cause de l'excès de demandes d'argent. Et comme je ne travaillais pas encore, la patience m'était très convenable afin d'attendre pour qu'elle soit là un jour, celle-là qui pourrait m'aimer comme j'étais dans la mesure où je voyais mal voler quelque part pour me faire aimer par l'une de ces filles-là.

Après cela, j'avais supplié mon imagination de me donner au moins une réponse à la question de savoir : -avec qui se marieront-elles un jour ? En fait, tout le monde sait qu'il y a plus des filles que des garçons, elles sont majoritaires. Mais en sachant cela, elles s'amusent sans repos dans tous les hôtels et petites chambrettes chaque jour ; en réalité, leur seul métier était devenu celui de gémir dans toutes chambres, avenues noires et sentiers ; souvent c'était avec des hommes mariés qu'elles s'égayaient mortellement, pour seulement de l'argent.

Je m'étais dit encore : -oh l'argent ! Jusque quand tu nous rendras toujours tes esclaves ? Oh les jeunes gens ! Vous aurez à souffrir en épousant ces filles ! *Bon, je m'inquiétais en réalité pour rien car les jeunes garçons se comportaient aussi comme des malades* **Michael**, *comme des chiens.*
De toute évidence, après 5 ans, ces filles voudront se marier elles aussi comme Gabrielle, mais marier une putréfaction, ayant fait plusieurs fois de son corps une marchandise ambulante, de son corps une boutique avec souci de grande rentabilité, n'est-ce pas épouser une vraie imprécation pour soi portant juste une robe blanche?
En fin, j'avais conclu ce jour-là que la majorité des filles magnifiques étaient devenues quasiment toutes des trainées, et une légère différence avec celles reconnues, très négligeable d'ailleurs, résidait dans le temps d'activités. Les putes modernes ou souterraines œuvraient plus les journées que les nuits, par contre les putes traditionnelles ou à ciel ouvert ne possédaient pas des moments de prestation définies, elles manifestaient ouvertement leur état en dansant les nuits étant légèrement habillées. Elles visaient plus les ténèbres afin de gagner plus que leurs rivales de la journée, possédant plus des considérations aux yeux des hommes, leurs véritables concurrentes pensant à la dignité théorique conservée pour avoir joué à la seule couverture de temps et à la petite cachette.

C'était ça l'unique dissemblance. Aussi, pour celles-là, ayant de la considération chez les hommes, en besoin de changement de vie et au bout de l'espérance, l'unique refuge était depuis un temps les petites églises de réveil nombreuses où l'on ne prêchait que bénédictions, miracles et grands

Par Michael UHURU

Seguin dans un monde perturbé

mariages. Et quand rien n'allait selon les intentions initiales, la bascule totale vers l'autre catégorie arrivait avec appétence, on ne se cachait plus quand la déception l'emportait.

Je m'étais ainsi dit silencieusement en m'adressant à mon fils, encore dans le sein de sa maman, et j'étais sûr qu'il m'écoutait : -mon fils, tu viendras dans un monde amphigouriquement malade, tu ne trouveras pas plusieurs filles conservant encore une certaine dignité, bon si t'auras à voir le monde comme moi et ta mère. Tout est déjà du n'importe quoi, tout est déjà pourri. Des hommes sont devenus esclaves de leurs sexes, amoureux de la bière ; les filles belles sont de plus en plus insensibles et superficielles. Elles réfléchissent toutes désormais sur la danse nue à exhiber et de l'argent à obtenir par intimité ; les hommes sur de petites filles à conquérir. Tu n'auras personne pour t'orienter, tu ne compteras que sur toi-même et sur les rares personnes comme moi et ta mère. Partout où tu iras, rien de sage sera constaté, tu n'y verras que des gens peu honorables, surtout des voyous, des coureurs de jupons, des chiens. De manière simple, rien ne te sera facile.

A ma droite, mon ami Serge était bien à l'aise avec son amante Gabi bien que portant une chemise bleue foncée d'adolescents ; et tous d'ailleurs ne pensaient même pas à leurs épouses restaient seules chez eux ; on dirait que c'était seulement moi qui pensais à ma femme. En les regardant, on avait grande assurance et grande certitude que l'âge n'avait aucune signification pour parler de l'expérience de la vie sentimentale. Les hommes et femmes actuels avaient beaucoup à apprendre à tous les vieux et vieilles sur la vraie sexualité et ses pratiques.

Je commençais ainsi à sombrer dans des questionnements multiples sur ma masculinité totalement contraire à celle de mes amis. C'est pour cette raison que je me demandais amplement si je ne venais pas d'une autre planète pour voir autrement ce monde. On dirait que mes possessions et convictions n'étaient limitées qu'à des choses auxquelles l'on ne pouvait plus penser normalement à mon âge.

Leur manière de parler touchait considérablement mes croyances à telle enseigne que je me sentais à un certain moment comme un bambin accidentellement tombé dans la cour des grands ou encore comme un grand débarqué de pitié dont les idées antédiluviennes poussent à prouver ouvertement le pourquoi de son exclusion d'autre fois. C'était un milieu dans lequel toute tentative de ma part apportait un plaisir moqueur. On dirait que je m'angoissais sur le sort des gens qui avaient de la grande pitié sur ma façon de vivre, du reste plus qu'inquiétante.

Par Michael UHURU

Seguin dans un monde perturbé

J'étais perturbé c'est vrai, cependant aussi je ne voyais pas ce qui m'amènerait à faire de ma vie un simple parcours terrestre résumé par des femmes à courtiser à tout prix comme eux et de la bière à prendre tous les jours de manière exagérée, pour que je dise confus et idiotement : tout ça pour ça. J'avais ainsi hâte de m'en aller pour limiter cette entente infinie des conneries de mes amis. Je voulais finir mon lapin et partir ; cependant, ses os multiples m'empêchaient de prendre l'élan voulu.

Bref, selon moi, l'amour n'existait plus dans leurs cœurs pourris, vides et instables ; car pour eux, la vie n'était que bière et femme, pas une, mais plusieurs. Je voulais leur dire : -pensez aussi aux autres quand même ? A vos petits frères, cousins et amis par exemple ! Comment vous sentiriez-vous s'il vous arriviez de trouver vos anciennes conquêtes chez eux en épouses ? Vous le faites avec les filles d'autrui, et vos filles alors ?
Je connaissais à priori leurs réponses, ça serait certainement un truc du genre : -t'inquiète pas pot idéaliste et défenseur de l'ancien, elles aiment l'argent, c'est tout. Nos filles n'aimeront pas l'argent comme celles-ci. Et s'il arrivait qu'un cousin tombe sur une ancienne conquête, qu'il assume son mauvais choix. C'est une génération maudite qui est en œuvre et nous n'avons rien à faire pour la changer. Nous savons qu'elles sont amoureuses seulement de notre fric, pas de nous. Si nous ne le faisons pas je t'assure, elles vendront leurs culs ouvertement dans les rues et ça serait de loin plus malheureux que ce font les putains connues toutes les nuits, et ça c'est moche mon frère, ce n'est pas quelque chose qu'on peut bien vouloir voir un jour. Nous faisons éviter à la planète de vivre une catastrophe énorme alors, nous sommes donc des sauveurs. Et ils ne manqueraient pas de pouffer terriblement à la fin : ah haha, eh, eh-eh, le petit con Seguin pense bien vivre en se passant de toutes ces merveilles du monde ! Oh ! Il veut toujours rester dans ses positions moyenâgeuses qui l'empêchent d'ailleurs de comprendre que les barrières inutiles dans le désir n'est que de la punition et cela n'existe que normalement en théorie et pour toi, ou peut-être réservé pour un autre monde.

Et le chef de ce groupe, Serge, aurait pu ajouter aussitôt que je pourrais essayer d'intervenir :- Imagine-toi une minute, cher ami Seguin, une ville de Goma sans nous qui offrons de la monnaie contre les contentements, si tu vois ce que je veux dire par ce mot ! Eh bien, Goma ne serait pas beau, ses filles seraient affreuses et les habits dans les boutiques ne se vendraient plus et ça engendrerait un grand chômage.
Je commençais à épouser leurs conceptions du monde, car que seraient ces

Par Michael UHURU

Seguin dans un monde perturbé

filles sans eux ? Sans y apporter une réponse, l'idée de mon départ du lieu m'était revenue avec violence, d'ailleurs j'avais déjà pris un verre de trop, je sentais comme si j'allais vomir d'un moment à l'autre. Assurément aussi, je devais vite partir pour ne pas succomber, sous l'effet de l'alcool, au charme sauvage et attachant de la fille de grande taille. Cependant, une chose m'inquiétait : -comment je pouvais laisser cette fille seule ? Fallait-il partir ainsi en oubliant la galanterie encrée dans moi depuis mes 15 ans ? Je devais lui dire quand même un mot pour ne pas la blesser, et même plus, lui donner un peu d'argent pour sa moto de demain, elle avait aussi l'air d'adorer les courses en moto.

J'avais ainsi sorti un billet de 10 dollars et je l'avais tendu respectueusement à la fille. Tout en faisant mine de ne pas en avoir besoin quand elle avait vu le mouvement de ma main, elle le prit deux minutes après. Elle voulait seulement me faire voir que ce n'était pas nécessaire. Et comme je ne devais pas annoncer au monde entier que je partais, je m'étais levé calmement et je m'orientais quelques instants après vers la voiture, en leur faisant un signe d'au revoir avec mes deux mains. En fait, je n'avais pas à les accompagner par la suite en boites de nuit pour draguer sans détente toutes les filles que nous y croiserions comme ils en avaient l'habitude.

En avançant vers la voiture, quelque chose de fort retenait ma main d'effectuer l'opération d'ouverture de la portière ; c'était principalement le besoin de connaitre la destination finale de Serge et son groupe de grands dragueurs. Mais en les regardant, comme ils étaient très heureux, libres, calmes et enthousiastes, j'avais la bonne réponse sans faire recours à qui que ce soit, et ça ne valait même pas la peine dans la mesure où c'était très évident qu'ils iraient comme d'habitude à la grande aventure nocturne « ronde des boites de nuit » dans le but de boire, danser, conquérir et conquérir,... et ils ne pourraient que rentrer vers 5 heures s'il s'agissait d'un retour-domicile précipitamment fait. Et certainement si je les accompagnais, ils me diraient en y arrivant : Seguin, bienvenu au pays de merveilles.

D'ailleurs l'un d'eux, selon les nombreuses rumeurs de la ville, en remorquant une prostituée un jour, avait oublié qu'il lui fallait la porte d'une chambre quelque part, et l'avait plutôt amené dans sa propre maison vers 7 heures du matin. C'était pendant qu'il marchait avec elle au niveau du salon, en grands pas, qu'il rendit compte qu'il était en train de soutenir amoureusement la hanche d'une prostituée dans sa maison, et cela devant le

Par Michael UHURU

Seguin dans un monde perturbé

regard frêle de ses enfants et de sa femme ; et ceux-ci avaient tenu, en le voyant, leurs joues, en ayant tous les mâchoires décrochées, sans savoir ce qui se passait réellement chez eux à l'heure du thé. Bon, c'était ça le comportement d'un père moderne de famille.

En partant, je n'espérais plus revoir la fille de grande taille. Elle n'avait pas en outre ce que possédait ma femme malgré sa grande attirance et sa forme physique mystérieusement faite pour rendre esclave. Mon épouse était de loin plus jolie qu'elle sur beaucoup des plans. Dans une large mesure, rester à cause d'elle supposerait que je sois sous domination des effets d'une sensation enchanteresse très forte, surtout tyrannique, comme par exemple la voir s'égayer de manière très sexy, et en caleçon de bain, aux stripteases ; puis, que j'en meurs impuissamment sans faire aucun recours à ma dignité à défendre et à véhiculer. Heureusement pour moi, seule mon épouse comptait dans ma vie et sa réminiscence toujours permanente m'aidait chaque fois à me passer facilement des attirances féminines très nombreuses; d'ailleurs jamais elle ne m'avait manqué terriblement comme ce temps-là, jamais elle n'avait été aussi loin de moi comme pendant ce moment-là.

J'avais démarré mais juste avant que je ne presse sur l'accélérateur, elle m'approcha et me dit sans se gêner : -tu n'es pas sérieux cher monsieur ! Comment tu n'as même pas osé prendre mon numéro ? Ou t'es un grand magicien capable de composer un numéro quelconque et tomber justement sur celui d'une belle fille laissée dans l'angoisse quelques heures auparavant ? -Ton numéro ? Je suis un homme marié je te signale, j'avais répliqué pensant qu'elle partirait en le sachant. -C'est bon ! Grandes félicitations de ma part. Et après ? Dé, je crois que tes amis le sont aussi et ils ont tous les numéros de mes copines. -Oh ! Ils ne sont pas comme moi ; ma femme ne peut supporter l'infidélité de ma part. -Tu te moques de moi ? Ou tu as l'intention de me faire voir que je ne suis pas une femme intéressante ? Dit-elle, cette fois-ci, très furieuse. Tu n'as pas, je crois, le but de vouloir m'impressionner par ton angélisme extériorisé par ton grand niveau de fidélité! -Non, je suis seulement correct et non pas un ange, et je ne peux pas trahir ma femme avec une autre femme. –Aa, Aa, que vive la fidélité ! Aboya sarcastiquement la fille, tu es à la fois amusant et très nostalgique. Tu sais combien des femmes il y a dans le monde et dans cette ville pour te contenter de ta seule femme ? Même pas cela, tu penses vraiment plaire à ta femme en jouant au petit papi très fidèle parce que très harassé par le poids de son âge suffisamment avancé ? Une femme, ça aime

Seguin dans un monde perturbé

la jalousie, faut la rendre jalouse, tu verras comme quoi elle t'aimera davantage. Et puis, la société a besoin de toi pour évoluer, et t'es encore trop jeune pour te comporter en petit con capable de ne pas se soumettre à la loi d'attirances multiples. Les beautés ne sont nullement identiques pépé précoce.

Ok, si je dois chercher à te comprendre, eh bien tu es, peut-être, dérangé par les blessures de ton enfance terrible, une dure enfance dans laquelle ton père, ivrogne et considérablement infidèle, n'avait qu'à vous fouetter tous et à vous injurier publiquement pour prouver son autorité ; et tu penses qu'en essayant, la terreur d'autre fois serait de retour par toi et sur toi ? Je te comprends, ce n'est qu'un comportement prudent causé par des séquelles, caractérisant les enfants provenant des familles difficiles et je ne t'en veux pas trop. Cependant je te signale que t'es différent de ton père connu pour sa primitivité et son état de démence.
-Non mademoiselle, je n'ai pas vécu dans une famille pareille, ok ! Là il me fallait répliquer pour ce que sont mes parents, ils sont honorables.
-Alors…. ! Faut essayer, tu prendras vite plaisir je t'assure, l'homme n'est jamais pour une femme, c'est connu et toutes les femmes le savent. Ce qu'elle veut simplement de toi, c'est de l'attention, pas cette fidélité à la con, ruinant ta vie d'homme.

Elle avait continué en disant :-vois-tu, si tous les hommes prenaient aujourd'hui la décision de devenir fidèles ; eh bien, les conséquences seraient lourdement désastreuses. Les boites de nuit fermeraient, les restaurants également et ne comptons pas les hôtels qui seraient touchés ; et ceux qui y travaillent alors ? Ils seront tous chassés et la crise s'abattrait aussitôt sur beaucoup des familles. Il y aurait plus rien dans la ville je te jure, l'argent gagné ne concernerait rien que certains et non les autres.
Ces amours de circonstance permettent de profiter à tous des bienfaits d'une bouteille pleine et nous prenons le peu qui partirait au sol par débordement de plein. C'est un circuit économique accompli de manière optimale, permettant une vie meilleure à tous. Juste un petit exemple pour te faire comprendre : un monsieur touche son argent, beaucoup, ou mieux suffisant, il donne à x et y pour leurs beaux yeux et pour leur magnifique compagnie ; x et y partent dans un magasin pour les fringues à la mode ; le boutiquier réalise son bénéfice et donne à sa femme à la maison, après un petit regard sur la fille bien bâtie du voisin. Celle-ci, la femme du boutiquier, va aussitôt au marché et le reste elle paie les frais scolaires des enfants, ainsi de suite. Tu touches à ce rythme, tu assassines la société.

Par Michael UHURU

Seguin dans un monde perturbé

Sois fidèle, oui, mais seulement lorsque t'es avec elle et personne ne pourra te faire procès. La vie dans une boite à sardine vaut la peine lorsque l'on y est seulement; en y sortant, ne pousse pas l'humanité à odorer ce petit réduit ridicule connu comme étant une prison; car l'on n'a pas à suivre un film parlant de la vie à son intérieur pour comprendre que c'est une limitation de liberté et une très grande privation. Monsieur, le malheur est de se voir ravir sa jeunesse, mais c'est encore pire lorsqu'on se fait des idées pour s'en priver connement, en passant marquer le monde pour le fait de faire le papi fatigué. Tant que la force est là, profites-en, elle n'est pas éternelle. Il te sera malheureux de vouloir chalouper quand tes os auront déjà cédés, sinon tu mourras comme un chien et toute ton histoire ne sera que ce scandale. Il te sera de la fatalité et de la grande déception lorsque tu comprendras que tes convictions n'avaient que pour base ton milieu archaïque. Personne ne se souviendra de toi pour ta propension élevée à des rêveries te faisant croire devenir un exemple à suivre parce qu'étant simplement un petit malheureux hypocrite qui fait tout pour aller à l'encontre de sa volonté profonde en pensant que le monde lui en sera reconnaissant et lui deviendra redevable.

Seguin, je ne peux pas solliciter de toi de l'immortalité sachant que ça t'est impossible de me l'offrir, et tout en connaissant très bien que tu ne peux me donner seulement ce que tu as, si tu le veux. Pour un intérêt commun, nous devons tout faire pour que le possible se fasse sans se compliquer pour rien. Stp, ne fais pas le papi avant d'avoir même un bébé. Jouis de ta jeunesse au maximum, tu n'en auras pas deux. Jamais tu n'iras vers 40 et revenir le lendemain à 30, c'est un aller simple, une montée sans aucune possibilité de descente.

Ne rend pas difficile ce qui est facile pour toutes les espèces, le minimalisme et le simplisme caractérisent correctement la relation mâle-femelle. Quel effort minimal existe-il dans autre chose, en cas d'accord en relation humaine, comme celui consistant à s'offrir à un mâle ou une femelle ? Ça te demande quoi une excitation Seguin ? Le minimum, n'est-ce pas ? Toi et moi pour une nuit, je pense qu'on n'a pas besoin des entraînements du genre Lee et son Kung-fu, la nature a tout arrangé, le minimum suffit. Ouah ! J'ai trop parlé, je dois t'avouer que tu m'as beaucoup énervé que je n'avais rien d'autre à faire que de réagir ouvertement sans rien te cacher.
Aussi, je crois finir par-là, promets-moi que tu n'iras pas dire à ta femme :
-eh chérie ! J'ai été dragué ou abordé par Bijou, tu vois cette Bijou sans

Par Michael UHURU

Seguin dans un monde perturbé

tache, grande, charmante,…belle, et puis, oh ! Elle m'a ouvert les yeux sur le fonctionnement de la société moderne. J'étais d'accord mais j'ai résisté à cause de notre propension élevée à l'idéalisme, non, je disais…, en te retrouvant finalement, « grâce à nos convictions ». Et un discours qui finirait par la rédemption de ta part : -pardonne-moi mon amour, j'ai failli tomber, je suis désolé.

Si tu fais ça, tu es malade, gamin, têtu et égocentrique. Permets monsieur mon franc parler, ça n'a rien à avoir avec de l'impolitesse ou d'un truc préparé d'avance pour toi, pour te montrer qui tu vis l'ancien ; ce ne sont que des choses spontanées provenant de la bouche d'une fille mal considérée par un homme, une belle et géante fille en colère.
Je te conseille monsieur, même si tu n'en as visiblement pas besoin : -il ne faut jamais être inerte quand l'activité est ce qu'on attend plus de toi. Fais cela, tu t'en voudras à tes 70 ans dans 40 ans. Tu te maudiras pour avoir vécu comme un vieux dans ta belle jeunesse, et tu sauras que c'étaient juste des niaiseries religieuses caractérisant le tiers-monde auxquelles tu te conformais.
Certainement quand tu verras de jeunes filles bien dessinées comme je le suis à tes vieux jours, tu regretteras d'avoir jadis raté une occasion d'or comme celle-ci. Elles te diront en se moquant de toi :- bonjour papi, tu pensais que la fidélité te permettrait de garder toutes tes dents jusqu'à la fin de tes jours et que ta vieillesse serait différente de celle des autres ? Ouvre-là maintenant et on le consignera sur du bon papier en signe de reconnaissance pour ton comportement de grande retenue et aujourd'hui source d'inspiration pour nous les jeunes. Quand tu les regarderas, elles ajouteront : papi, pépé, grand-père fatigué, tu regardes on dirait un homme écrasé par un grand sommeil, tu veux charmer par tes yeux cernés par de laconiques creux de vieillesse ? C'est pas mal comme regard mais tu n'auras rien aujourd'hui ; ok, regarde aussi longtemps que tu le peux encore mais tu ne toucheras même pas à une partie de ma mini-jupe, haha-haha, papi veut jeune.

Peut-être que tu seras déjà veuf, qui sait son lendemain, je m'excuse par la même occasion d'être trop cruelle et que Dieu t'en préserve aussi, ça n'a jamais été à souhaiter ; et elles diront encore si malheur était inévitable : -papi, papi, t'étais fidèle pour vivre seul tes derniers jours ? Et tu auras à pleurer en maudissant ta fidélité jadis pratiquée pour atténuer tes peurs et surtout pour une volonté stérile et inappropriée de faire ce qui est impossible pour un homme normal vivant dans ce siècle d'épanouissement

Par Michael UHURU

Seguin dans un monde perturbé

total, où l'on ne se permet plus de tenir compte, même timidement, des interdits idéologiques d'un lointain passé et qui d'ailleurs n'engageaient qu'un certain peuple. Une fidélité qui te fait rater maintenant ce que tu ne pourras plus avoir d'ici quelques jours ; rater une femme c'est souvent la rater pour toujours et demain je nierai t'avoir parlé la première de l'amour et on me croira, la femme a toujours raison en cas de confrontation d'avis sur un sujet romantique ; mais si tu vas jusqu'au bout, tu crées une relation inoubliable, je te serai toujours faible et j'aurai toujours à dire que nous avons eu une aventure à qui le demandera avec insistance et je n'aurai qu'a parler de toi honorablement.

Mon cher monsieur, Seguin, beaucoup des gens se battent jours et nuits sans relâche pour ce que tu sembles totalement négliger, ils établissent des stratégies je te dis, ils négocient longuement, ils transpirent comme des porcs et courent trop longtemps, pour m'avoir ; ils secouent trop longtemps l'arbre pour qu'ils voient les fruits commencer à tomber facilement. Mais toi ! Tu n'as pas à secouer, non, tu n'as qu'à commencer déjà à ramasser et tu fais le papi vraiment ? Pourtant avec toi, j'ai oublié que j'aime faire marcher les hommes. C'est arbitraire le monde, je comprends pourquoi l'on dit qu'il n'est pas juste. Il me semble que tu es envahi par des démons je crois.

Tu dois servir Seguin en te servant toi-même et la meilleure façon de servir, c'est faire en sachant que plusieurs femmes sont encore seules et ont besoin de se sentir vivantes et utiles dans la société. Donc, ne reste pas isoler avec ta soit disant femme, elle sera là pour toi en rentrant et je n'ai pas l'intention de la combattre en causant avec toi. Bref, il faut penser aux autres. Toute routine est nuisible, on devient limité et non épanoui sur tous les plans en faisant tous les jours ce qu'on a toujours fait ; essaye de danser comme des romains quand c'est la Rome qui t'accueille.
Alors pends-le et écrits dans ton répertoire « cousine » ; on ne sait jamais, l'esprit papi peut partir à un de ces quatre et tu te souviendras de Bijou avec sa taille passionnante.

Eh ! Ne fais pas cette tête-là, tu n'en as pas l'âge et la fidélité ne garantit pas la longévité d'un couple je te le rappelle. Tu dois le prendre de ton propre gré avant que je ne te l'impose. Et si tu ne le veux pas le prendre, c.-à-d. que tu me négliges et mon cœur en sera vexé éternellement et sera pour toujours incapable d'oublier une telle offense nocturne.

14

Par Michael UHURU

Seguin dans un monde perturbé

C'est comme ça que j'avais pris, malgré moi, le premier numéro d'une autre femme. Les filles de cette génération avaient la bouche pour faire changer même les convictions les plus fortes. Fallait-il le dire à ma femme ? Je m'étais demandé après ; car moi et elle, on ne se cachait rien depuis longtemps, elle avait donc naturellement droit à cette information, quoi que déshonorante.

Mais une chose m'effrayait beaucoup. En fait, mes anciens collègues savaient tous un peu plus que moi sur les femmes ayant déjà conçu, leurs différentes élocutions sur elles m'avaient beaucoup effaré. Surtout quand John avait dit : -on voit autrement sa femme après sa première parturition Seguin. Tout change et on aura toujours besoin de retrouver cette bonne vie d'avant ; et celle-là n'est possible qu'avec ces filles que nous fréquentons. J'avais terriblement envie d'épouser une seconde femme quand tout changea une année après notre mariage. Cependant en examinant très bien la situation, j'avais compris que je risquais d'aller de foyer en foyer ; car à chaque naissance pour la dernière femme prise en nouveau foyer, il y aurait exigence d'en créer un nouveau avec une nouvelle. Il me fallait donc une solution socialement passable, juste et acceptable. Et c'est ça la solution Seguin, c'est sage comme solution pour un homme.

Voilà ce qui me préoccupait, je voyais mal une modification physique et sentimentale chez ma femme et laquelle chose me pousserait à souffrir d'un manque intime. S'ils disaient vrai, alors ils auraient raison de faire toutes ces balourdises dans une certaine mesure. M'imaginer une vie meilleure, bien que le profond bonheur soit parti, n'est que simple hypocrisie pour n'importe qui.

J'étais ainsi torturé par le souci de savoir s'il y aurait un remède permettant de rendre nul les effets cette réalité gênante. Je ne voudrais jamais, à la suite d'un fait naturel, que je sois obligé de connaitre un quelconque ennui avec ma femme ; je ne l'accepterais jamais. Je voulais ainsi appeler un médecin, après là, pour plus d'information car quelques jours auparavant, j'en avais encore entendu parler à la radio et ce monsieur qui en parlait, s'exprimait en disant qu'une chirurgie plastique permettait à la femme de conserver toutes choses après avoir donné naissance.

Quand un autre avait ajouté : -nous ne sommes pas éternels sur la terre, nous devons vivre pour nous même tous les jours en faisant ce qui rencontre nos plus grands désirs, ce sont des choses qualifiées différemment selon les humeurs et idéologies, mais c'est la vie, ce qui fait bien, fait bien, c'est tout.

Sa réflexion quelque peu corrompue m'avait poussée à penser

Par Michael UHURU

Seguin dans un monde perturbé

immédiatement à mon lendemain incertain, à ma mort un jour inconnu dans le futur et à toutes ces choses mystérieuses et normales susceptibles d'arrêter ma petite existence. Tellement que j'en étais touché, je me disais intérieurement en interrogative : quel temps maximal est-il donné à une jeune jolie femme de penser à son mari parti si vite ? Quelle peut être la chose qu'elle pourra toujours garder sur celui-ci même si elle trouvait un autre mari friqué et très élégant ? Tout cela perturbait ma vision sur le vrai amour, il rendait quelque part fragile mes convictions toujours défendues.

Mais dans l'ensemble, elles étaient suffisamment solides pour en résister.
Sans m'en en préoccuper davantage en voiture, j'étais parti en vitesse ; après tout, ma femme ne pouvait aucunement pas être victime de l'infidélité ayant pour soubassement des mots immoraux exprimés par des entêtés incroyables.

Quand j'étais arrivé près de chez moi, je m'étais rendu compte que j'avais oublié à acheter les pommes et pourtant ma femme ne dormait jamais sans les avoir bouffées. Je ne devais pas la pousser à une torture double ; elle ne méritait subir une inattention pareille de ma part. Il fallait que je rentre jusqu'à mon alimentation habituelle.
Les gens y travaillant me connaissaient pour ça, car je prenais 6 pommes vertes chaque soir avant de rejoindre la maison. Et j'avais déjà compris que je portais un sobriquet là : « monsieur la pomme ». A mon arrivée là, tout le monde était ému comme s'ils voyaient un revenant, et à la vendeuse brune de dire comme si elle en avait droit : -il est là finalement mon chou « monsieur la pomme » ! Sincèrement, il ne restait que quelques secondes pour que je commence à sangloter. Oh ! Tu nous as fait une peur énorme, nous pensions que « monsieur la pomme » très aimé était mort ! Elle le disait en m'embrassant très amicalement. Dieu merci, dit-elle ensuite, il est bel et bien vivant. Sans doute, il était en train de s'occuper aujourd'hui d'un grand dossier au boulot comme la mort ne s'explique plus. Il nous faut cette fois-ci ton adresse, tes coordonnées, je pourrais moi-même les apporter chez toi ou t'appeler. -Bon c'est bien mais pas aujourd'hui, prochainement tu l'auras. Fais-moi 6 pommes, j'avais dit. -C'était prêt depuis 18h5 minutes, je te les amène bien emballées et si tu veux autre chose, n'hésite pas, répondit la fille.

Il était sur ma montre 21h40, jamais je n'avais connu un tel retard de ma vie. Qu'allais dire ma femme en me voyant ? -Je n'en savais rien.

Par Michael UHURU

15

En sortant de la boutique, un parfum féminin d'une odeur piquante provenait de ma chemise, c'était celui de la vendeuse des pommes. Je ne pouvais pas me présenter ainsi chez moi. Non, non, ma femme croirait à une infidélité si elle sentait cette exhalaison inhabituelle. Ma chemise l'en pousserait absolument. Elle méritait être enlevée, c'était une nécessité pour ne pas faire souffrir ma femme pour rien.

Où est-ce que je peux trouver une nouvelle chemise maintenant ? Je m'étais encore demandé en regagnant l'intérieur de la voiture. Il me faut retourner en ville pour m'en procurer une, j'avais conclu, et j'en étais obligé pour mon couple.

Ainsi j'avais engagé la marche arrière afin de regagner le centre-ville pour une nouvelle liquette. Il le fallait pour l'harmonie de mon jeune couple. Ma femme était si douce, si courageuse, très amoureuse et rien d'idiot ne pouvait être provoqué par moi susceptible à la nuire, je lui devais en tout lieu et en tout le temps du respect, de l'amour et de l'attention. C'était le minimum que je devais lui offrir tous les jours de ma vie. Elle en avait droit, on était heureux pour ce climat de confiance qui régnait dans notre couple avant et maintenant. Personne n'avait droit de perturber cela et une petite chemise à ramasser ne pouvait pas être source de conflit entre nous deux.

C'est vrai que je n'étais pas fan depuis longtemps du mariage, c'était principalement à cause de sa banalisation par les filles et hommes de cette génération qui me donnaient envie de faire ma vie entière un célibat. Néanmoins, l'amour que je portais pour Ruth m'en avait poussé, cet amour si grand avait changé cette répulsion en puissant attrait et mon seul et unique vœu était tout faire, pour qu'en définitive, je sois en mesure de l'avoir quand je voulais, à chaque instant que mon cœur pouvait le désirer.

Avec elle, aucune barrière n'existait, aucun obstacle ne pouvait me retenir. Tout de noir au départ, devenait tout blanc avec elle, et tout de peureux présentait de l'attirance en sa présence. Tout ce que je détestais devenait provisoire et tout dépendait d'elle pour que l'une de ces deux choses, haine ou amour exagéré, continue ou surgisse.

Je disais que n'eut été notre rencontre avec Ruth, j'allais être un vrai malheureux et s'il y avait eu obstruction à nos rêves, et c'était vrai, je ne pouvais jamais en survivre. Mon cœur allait, dans ce cas tout simplement, présenter sa vulnérabilité et m'abandonner à la merci de la souffrance et la mort ; (*bon c'était avant ce que j'ai vécu dernièrement mon ami, je ne*

Seguin dans un monde perturbé

savais pas que les actions extérieures pouvaient me rendre très malheureux).

Pendant que j'avançais lentement en passant à mon futur ; sans m'y attendre car ça faisait longtemps, j'avais aperçu une bagarre entre filles, malheureusement elles étaient de loin laides. Depuis ma grande enfance, j'aimais ça. Moi et mes petits copains on appelait ça « le combat à la femelle ». Les filles, surtout jolies, qui se battaient m'apportaient personnellement un plaisir incomparable, très immense. Je devais arrêter le moteur pour assister à cette activité exceptionnelle de petites connes, se larguant piteusement des coups anodins.

C'était un duel entre une fille ayant un corps efflanqué et de grande taille et une autre très ventrue portant un corps apparemment étiolant. Comme elles se battaient en accomplissant de grandes mobilités, peut-être pour des raisons de techniques de combat, j'avais pu tardivement constater que l'une était plutôt un homme maigre portant uniquement de longs cheveux. Ils se battaient à la manière dont s'effectuent certaines rituelles sauvages d'initiation à la vie de couple et les coups échangés ressemblaient plus à des coups d'épée sérieusement opérés dans l'eau.

Par ailleurs, je m'apeurais beaucoup de la façon dont cet homme maigre appliquait ses petits coups. Mais quand la grosse fille déchira délibérément une partie du blouson de son adversaire, ça se voyait clairement, c'était aussi une femme car un petit relief vraiment dérisoire surplombait quand même sa toute petite poitrine d'une masculinité très marquée.

En vérité, la fille légèrement déshabillée et maigre n'avait rien d'une femme à part ses cheveux suffisamment longs. Elle bougeait comme un boxeur patibulaire d'une virilité quelconque et aussi malmené sérieusement par une maladie chronique. Ses épaules élevées lui donnaient l'air d'un sportif sortant d'un centre de désintoxication à la suite de l'excès d'alcool et drogue, mais forcé à combattre par un puissant sponsor à qui il doit sa nouvelle vie. Elle sautait rageusement sur cette autre sans aucune conséquence blessante ou même plus au moins sérieuse en retour. C'étaient des sauts purement caressants si l'on était dans d'autres circonstances.

De temps en temps lorsqu'on la coinçait entre pierres géantes et clôture voisine aussi en pierres, elle poussait, bizarrement, des cris d'oiseaux du genre hiboux ou paon malade, il n'y avait rien à retenir de cela. Et autant qu'on la dépossédait des habits, autant bizarrement ses pas inutiles de grimasse s'accentuaient.

Quand la grasse la fit battre contre le mur voisin de clôture, elle avait

Seguin dans un monde perturbé

semblé finalement comprendre que ses petites grimaces intimidantes n'apportaient rien dans la bagarre.

La grasse la poussa encore fortement, et elle tomba sur ses genoux en plissant ses paupières mal coiffées. C'étaient aussi des paupières vraiment coiffées à la putain. Pendant que la grosse arrangeait grossièrement sa jupe-pagne perturbée par ses mouvements, l'autre criait pitoyablement, sollicitant l'intervention des passants pour une aide. Cette plus petite et grasse était aussi beaucoup plus ventrue que dotée en derrière, sa forme irrégulière soulevait plusieurs questions sur ses parents et sur son alimentation habituelle.

Pour elle, l'essentiel n'était pas de cogner, ses intentions allaient par contre essentiellement dans le sens de vouloir publier la masculinité fort marquée de cette autre. Elle s'occupait davantage à lui arracher les fringues que de la faire souffrir par des coups. Tout montrait que c'était une affaire de rivalité entre femme mariée et une concubine de son mari. Et les cris poussaient, par la fille allongée et élancée, montraient que c'était elle la voleuse de mari. Quand elle ne savait plus bouger étant immobilisée, sa rivale, d'une grosseur effrayante, en profitait pour la dépouiller de tout le reste de son blouson. Elle était devenue presque nue.

Soudain nous qui assistions de loin, avions été frappé par la mine de sa peau qui était totalement épidermique, sa peau brunâtre contenait aussi bien des traces de galles et des boutons que des teignes très blanches ; on dirait celle d'un malade de sida en phase terminale. C'était une peau similaire à celle couvrant l'ananas.

Pendant qu'elle s'occupait à cacher sa masculinité publiée, sa rivale par contre câlinait au même moment abusivement et de manière vraiment dégradante ses petites histoires qui étaient cachées à l'intérieur de son blouson. C'était une façon de montrer au monde entier que son mari n'avait rien à ressentir d'un corps si dépourvu comme celui-là qu'elle exhibait dans cette rue très fréquentée. On n'avait tous du mal à admettre qu'une peau humaine pouvait arriver à une dégradation pareille en étant sur le corps d'un vivant. C'était une peau sérieusement contusionnée par grattages répétés, produisant tantôt de l'eau et tantôt une sorte d'empeste jaune. Elle était tachetée outrancièrement et les teignes la subdivisaient en grandes régions possédant des caractéristiques appropriées. C'est la grande lampe d'éclairage public qui nous permettait de tout voir.

-Quelle horreur ! Ne s'était pas empêché de hurler fortement près de moi un petit ado avant de s'en aller très consterné, certainement il se

Par Michael UHURU

Seguin dans un monde perturbé

condamnait d'avoir suivi attentivement la petite bagarre.

En observant les actions de la grasse, on n'avait comme impression qu'elle voulait dépouiller sa rivale de ses insignifiants signes féminins mais ses bras épais n'obéissaient pas à la juste commande de son cerveau, sa rage réelle se faisait remarquer seulement à partir de son geignement très fataliste. Et elles avaient toutes suées de façon anormale que les voir même de loin donnait envie de cracher.

Les passants ne voulaient pas les séparer, la belligérance à la femelle semblait aussi les procurer grand plaisir. D'ailleurs parmi les passants, un jeune, d'un âge intermédiaire, s'était fait grand plaisir de filmer l'évènement, c'était pour face book de toute évidence.

Elles restèrent un bon moment après sans se lancer des coups, à part le tirage mutuel des cheveux. C'est pendant ce temps-là que la fille à la peau très malmenée par une maladie ignorée vit au sol une lame rougie par oxydation. Elle la ramassa et visa brusquement le visage en pleine révolution hydroquinone de la femme apparemment mariée, en forme très carrée, et pour qui aussi la longueur du corps égalisait exactement avec sa largeur. Elle était aussi bien parfaitement carrée de visage qu'au niveau de son organisme.

Cela avait secoué tout le monde, elle utilisait courageusement cette lame pour rendre en sang et en morceaux le visage de son adversaire. C'était vraiment comme ce qui se passerait quand on avait affaire avec la peau de chèvre voulue en boucherie. Le sang coulait abondamment, sa lame avait même failli toucher son œil droit. On s'imaginait moi et un autre homme, portant des bretelles et installé près de moi, ce qui se produirait au cas où elle le toucherait comme voulu. C'est avec la lame que la grasse désordonnée était contrainte d'abandonner sa rivale et ainsi la permettre de s'échapper.

C'est quand elle s'approcha de moi en fuyant avec ses grosses jambes arrosées par de la sueur que je l'avais reconnue, c'était la fameuse Bora de Himbi I, très populaire à notre jeunesse pour ses exploits dans les rapports physiques exagérés.

En fait, s'agissant de cette Bora à Himbi, et bien elle était d'un teint obscur avant l'application de l'hydroquinone sur sa peau ; et dans le quartier, aucune autre fille n'avait encore égalé sa mauvaise réputation, jamais le quartier n'avait encore été habité par une aussi grande trainée comme elle. C'était une de ces filles très précocement active et qui n'avait rien à avoir avec l'âge que pouvait avoir un homme l'abordant sentimentalement.

Par Michael UHURU

93
Seguin dans un monde perturbé

Quand elle grandissait par ailleurs, nous pensions tous qu'elle n'atteindrait jamais 16 ans. On avait la ferme conviction que le Sida l'emporterait sitôt, au plus tard dans les 3 ans qui suivraient ses 12 ans. Mais, contrairement à nos pensées, elle continuait normalement ses grandes œuvres, elle grandissait aussi bien en âge qu'en immoralité. Et c'était souvent à cause d'elle que certains naïfs de notre quartier se permettaient de dire que le sida était une maladie provenant d'un mauvais sort et non pas la résultante de la sexualité irresponsable. C'est en la reconnaissant que j'avais du mal à croire que c'était elle qui frappait courageusement une rivale pour de la méconduite sexuelle, son ancienne grande passion.

En frappant son adversaire, je pensais à une femme correcte, ayant pratiqué depuis longtemps l'abstinence ou au maximum, qui avait conservé toute sa virginité jusqu'au mariage; mais par malheur en se mariant, son époux se permettait de l'audace d'une fille très homme comme celle qu'elle tabassait jusqu'à l'exposer. C'était vraiment pour moi incroyable de trouver une ancienne chienne très connue à Himbi en train de jouer à la grande jalousie, cette fille qui s'offrait, autrefois, sans tenir compte du nombre d'hommes qu'elle pouvait intimement fréquenter.
Eh bien, avec elle dans le quartier, personne ne pouvait s'inquiéter si on la retrouvait en mauvaise danse dans un hangar ou dans un chantier, et c'était tout le monde qui, de manière spontanée, projetait à un certain moment sur sa vie future, surtout que la mort ne venait pas vite comme on le pensait, c'était celle d'une grande star porno locale, mais qui égalerait et même dépasserait celles connues au niveau international.
Et l'on se souviendra toute notre vie de ce jour-là de bon matin à Himbi, quand nous avions reçu tous des invitations, quand ce jour-là, sans nous y préparer, fumes brusquement à la fois effrayés, débordés et curieux en étant frappé par une impossibilité incroyable, chacun s'était posé la question : comment est-ce possible que Bora puisse se marier ? Et d'autres, comme moi, avaient ajouté : qui s'est permis une telle bévue dans Himbi?

D'ailleurs, le lendemain de cette réception, certains jeunes, dont à leur tête se trouvait un certain Cava, avaient marché calicots et banderoles à la main et à la tête, en protestation contre ce mariage qualifié par eux de très humiliant pour la famille congolaise. On pouvait lire sur ceux-ci, en y jetant un coup d'œil curieux : *nous, jeunes de Himbi I, disons massivement non à toute activité allant dans le sens d'un mariage entre Bora et un homme. Imaginez les conséquences terribles de ce qu'elle pourra offrir comme éducation à ses enfants ! On n'a pas besoin de voir se créer une génération*

Seguin dans un monde perturbé

des malades ne pensant qu'à l'immoralité, transmise par leur mère.

Pour certaines inscriptions, les jeunes s'étaient amusés en y plaçant des mots injurieux en grand caractère et surtout rimant: *Bora, bien bonne pour la débauche, ne peut être dame sans damner le monde, elle est une pute connue et reconnue, elle est fille formidable pour faire fuir les hommes de leur foyer et non pour en former un formellement, nous nous opposons ainsi catégoriquement à ce mariage impossible et très inhumain.*

Cependant, ce qui m'avait plus plu ce jour-là, c'était l'inscription en noir sur le calicot blanc tenu par Cava lui-même, l'initiateur principal de la marche ; on y écrivait en rouge : *pas question pour les jeunes de Himbi de laisser passer paisiblement, comme si rien n'inquiétait, un mariage entre un homme et une pute de la dernière génération comme Bora. Nous disons non, et s'il faut en mourir, nous sommes prêts, tous, à quitter cette terre des hommes.*

Enfin, une autre pancarte, très petite, portait un écrit très clair : *cette Bora la dévergondée, cette Bora la trainée, elle n'a pas droit de souiller une institution divine ancienne qui est le mariage, on n'a pas droit de laisser se réaliser une telle bêtise à Himbi I.*

Personne ne s'attendait à une manifestation spontanée d'une telle ampleur en tout cas, ce geste inattendu de ce petit groupe de 30 personnes avait embarrassé plusieurs personnes. On ne savait pas s'il fallait en rire ou s'en plaindre dans la mesure où Cava était vraiment très connu dans toutes les ensuques à Himbi. La plupart des fois, quand on le voyait dans ses absurdes activités quotidiennes, on ne s'inquiétait plus, c'était devenu normal qu'il se comporte de la sorte.

D'ailleurs un jour, matinalement, il avait tenté de chasser ses parents de chez eux, aux vus et aux sus de tout le monde.

Ce garçon, agité et absorbé par des phantasmes maniaques, était parmi de jeunes voyous pour lesquels on ne se posait plus des questions en cas d'actes anormaux. Quand on avait en face de soi Cava dans le quartier, soit le ridicule, soit le pire était à espérer voir atterrir. Quand bien même on n'avait rien à se reprocher normalement, mais quand il approchait et se pointait, tout devenait susceptible de faire l'objet d'attaques et d'injures. Son père aussi n'était aucunement épargné, plusieurs fois il faisait l'objet de la traque follement frisquette de son fils ainé.

Cet initiateur de la marche était un vrai inconscient, il pensait toujours jouer un grand rôle dans le quartier et chez lui, sans rien faire ; il se disait responsable naturel. En outre il pensait, mieux il était convaincu, qu'il

Par Michael UHURU

Seguin dans un monde perturbé

héberger ses propres parents chez eux. C'était un imaginatif diaboliquement raffiné, et ses œuvres étaient ce que tout le monde faisait et dans lui, il était un grand faiseur, il avait déjà réalisé des choses dans le quartier pour lesquelles tout le monde n'avait autre chose à faire que de lui être naturellement reconnaissant. Et cela surtout quand il avait donné quelque chose en contribution dans une opération de générosité ou d'entre-aide mutuelle.

Un jeudi de l'année…, bon, ça fait très longtemps, on ne comprenait pas, moi et Bâb, au départ, ce qui se passait dans leur parcelle. En y arrivant, on avait trouvé Cava en train de menacer sérieusement ses parents d'expulsion après l'expiration de son ultimatum de 40 heures et 5 minutes. Il voulait punir ses propres parents pour leur ingratitude affichée à son égard et surtout pour le langage très injurieux de son père, qui, au lieu de le remercier pour sa grande action qui méritait une reconnaissance intégrale et évasée, avait préféré lui dire ouvertement ce qu'aucun insensé n'oserait même en cachette. Il parlait beaucoup en ouvrant ses yeux et l'on avait qu'à acquiesçait ce qu'il disait pour essayer de le tranquilliser psychologiquement, afin de le faire raisonner dans la sérénité après. Mais il ne s'arrêtait aucunement, il braillait, il tonnait. Jamais l'on ne l'avait vu aussi sérieux et élégant comme ce jour-là. Contrairement à ses manies habituelles, il parlait avec grande confiance ; c'était aussi pour la première qu'on le voie en veste et cravate. Certainement il était bien habillé pour l'occasion.

Quelques minutes après, un homme sage était intervenu pour tenter de dulcifier la situation, mais Cava ne voulait rien écouter ; il fallait que ses parents quittent la maison qu'il avait construite sans condition.

–Pourquoi, même si c'est ta maison, veux-tu leur départ au juste ? Avait demandé une voisine irritée par l'évènement. -Ce type, avait-il répliqué, qu'on appelle mon père, s'est permis de dire que je suis fils de pute. Alors aujourd'hui, qu'on le veuille ou pas, ils ont tous deux l'obligation de déguerpir sans hésitation.

Pour lui, et la pute, sa mère, et son père, n'avaient plus droit de vivre dans la maison qu'il avait bâtie, et ce parce qu'il avait aidé son père avec 300$ pour l'achat des clous et payer la main d'œuvre quand son père était obligé de déménager d'urgence au moment où celui-ci était très préoccupé par d'autres dépenses familiales importantes. Quand on essayait de le calmer de temps en temps, en lui faisant voir qu'à Goma 300$ n'équivalait qu'à un mois et demie de nourritures quand on mangeait pauvrement et pas plus, il s'enflammait comme du brasier en bois secs d'eucalyptus, il pensait à une

Par Michael UHURU

injure de notre part, il disait en ouvrant grandement ses yeux : *-vous dites quoi vous ? Vous voulez me faire voir que c'est rien mais vous ne faites pas la capitalisation ! Ce que j'avais donné vaut actuellement 900$ ou plus. L'argent d'hier n'est pas celui d'aujourd'hui chers voisins. Et pourquoi vous voulez vous liguer contre un homme qui ne veut que faire la justice dans sa maison ?*

C'est vrai qu'il avait raison en parlant de cette grande notion de gestion et d'économie, mais s'il fallait le faire, la même chose s'imposerait pour les grandes dépenses de ses parents pour lui, et on se demandait si elles feraient combien s'il lui était aussi demandé de compter et capitaliser. En réalité, sa petite contribution ne valait absolument rien en cas de comparaison.
Et la tension, au lieu de baisser, haussait. Cava déclarait devant tous qu'il ne pouvait plus supporter, pour une autre nuit, la présence de ses parents, ni même une quelconque négociation ou conciliation, surtout pas une réplique de son père qui l'avait dangereusement injurié en disant qu'on pouvait jamais attendre quelque chose d'un fils de pute.

En général, tout le monde savait que Cava était un grand voyou glissant vers la pente d'une perte totale de conscience. Mais certains membres de sa famille nous expliquaient autrement la grande rivalité entre les deux, et tout selon eux était simplement une question physionomique. En fait, Cava déteste son père, disaient-ils, parce qu'il est beau et lui laid, il attire toujours les femmes malgré son âge avancé mais lui, les repousse, il sait aussi bien parler et sa réputation fait grand bruit dans la famille et ailleurs mais pour le fils, rien d'intéressant, et même les copines du fils souvent tombent sous le charme du père ; alors Cava n'a jamais supporté cela. Et même ses collègues présents-là avaient tous mauvaise presse sur lui. Ils disaient qu'ils n'avaient jamais vu un type bénéficiant d'une exceptionnelle inconscience comme Cava. Nous lui achetions tous les jours de la nourriture, commentaient ceux-ci en assistant à l'évènement, mais les deux jours qu'il avait fait quelque chose, il s'était permis de tout cacher dans sa chambre. Quand nous voulions uniquement de la braise pour préparer de la bouillie, le petit kilo resté après sa préparation l'y était aussi, bien caché sous son lit, sous son lit ! N'est-ce pas cocasse et malheureux ! On se demandait souvent ce qui était dans sa tête pour se comporter avec aberration comme ça.
Quelques secondes après, avant que je n'entende la conclusion de ses anciens colocataires, Cava entra en pleurant dans la chambre de ses parents

Par Michael UHURU

Seguin dans un monde perturbé

et laissa aussi, délibérément, la porte grandement ouverte pour que rien n'échappe les spectateurs. Pour prouver ses grands pouvoirs, il commença, devant tout le monde, à dépiécer le lit qui s'y trouvait, en enlevant bois après bois, clous après clous ; ce lit appartenant à ses propres parents.

Finalement, les jeunes dont moi, avions jugé bon d'intervenir, après tout on ne pouvait pas laisser un grand malade et véritable déséquilibré de premier ordre faire subir ses propres parents un tel supplice.

Toutefois, son père avait retenu quelque chose, il nous le disait souvent quand on le croisait de temps en temps dans le parage : *-n'épouse jamais une pute pour croire à un lendemain meilleur ; même si elle changeait, son fils ou sa fille te fera endurer ce qu'elle aurait fait en personne. Pour connaitre un fils que tu croises dans la vie, regarde sa maman, un fils honnête vient d'une femme intègre.*

Quand on voyait alors cette grande manifestation initiée par lui, on riait sans savoir quoi faire d'autre, surtout que Bora était aussi une fille embarrassée et ténébreuse qu'on avait du mal à vouloir protéger pour ce qu'elle avait comme réputation. A le suivre de plus près, le petit con de Cava, en tête de la manifestation, l'on avait impression qu'il avait organisé cette marche de protestation pour épargner les enfants qui viendraient de Bora de cette qualification « fils de pute ».

De l'autre côté, le comportement de Cava était absolument étrange, de plus en plus dans le quartier nous commencions à donner raison à ceux qui justifiaient sa conduite en considérant ses pratiques spirituelles noires. Ces gens disaient que Cava était membre d'une secte mystico-religieuse qui se réunissait clandestinement à Kyshero les nuits. Ceux-ci disaient que ses pratiques et son niveau dans cette foi lui exigeaient par exemple un seul bain chaque semaine pour ne pas se confondre à la masse, esclave de choses sans aucune dimension spirituelle, l'utilisation des herbes sauvages à la place des papiers hygiéniques et surtout, combattre toutes les personnes qui l'avait aidées à un moment de sa vie pour ne pas sombrer dans le subconscient collectif charnel, désorientant le bon avancement vers le bonheur sans dette morale. C'étaient, selon plusieurs, les exigences du niveau qu'il avait déjà atteint ; car pour la secte, aucun de ses membres ne pouvaient faire preuve d'une quelconque reconnaissance, ils parlaient en langage technique : la nécessaire ingratitude pour évoluer vite. Ces gens disaient, pour appuyer leurs dires, qu'il portait une marque diabolique au dos, une sorte de viande galeuse détachée du corps mais colée là par une membrane maligne très drôle.

Par Michael UHURU

Seguin dans un monde perturbé

Alors, certains jeunes voyous le suivaient sans le connaitre, à part un bout d'homme d'un 1,34 centimètre, très connu dans le milieu voyou et dans la drogue. Lui était aussi, comme ça se disait fréquemment, membre de la même secte. La raison de la grande proximité entre les deux découlait d'une prophétie qui avait révélée qu'il avait l'obligation journalière, mieux à tout moment, lui être collé pour ne pas connaitre les ténèbres, qui l'ouvriraient à une mort certaine. C'était donc Cava son « homme-lumière » s'il faut le dire dans le langage propre à la secte. C'est pour cette raison que Jojo le suivait partout où il allait et le soutenait peu importe ce qu'il pouvait fabriquer. Et même quand il voulait chasser ses parents, il était le seul du quartier à lui porter main forte, en soutenant la thèse d'insolence inacceptable avancée par son ami.

On disait aussi dans le quartier qu'il lui exigeait des acrobaties et pratiques drôles quand ça lui plaisait les nuits tombantes, il arrivait souvent qu'il lui soit demandé des choses telles que dormir à même le sol pendant une semaine pour un changement dans sa vie ou l'amener à porter en se réveillant les sous-vêtements de ses sœurs pour parvenir rapidement aux solutions à ses problèmes. De manière simple, en analysant les gestes qu'il acceptait de faire par candeur, le bout d'homme était plus idiot que son mentor, un crétin moral et physique, souffrant d'une phtisie impossible ; avec précisément, c'était un petit malheureux contusionné au cerveau et croyant aux miracles, le poussant à n'être qu'un suiveur aveugle, très assombri par des considérations chthoniennes. Il était prêt à mettre son intimité sur la place publique pour ce petit con de Cava, pensant souvent changer le monde en employant uniquement son idiotie.

Ce petit Cava, en exploitant cette idiotie incroyable de son ami, le trainait comme il voulait et où il désirait; il disait souvent aux gens que sans lui dans cette vie d'ici-bas, Jojo n'était qu'un mort vivant. Il se glorifiait en annonçant à qui voulait l'écouter que Jojo désirait de tout son cœur le voir épouser une de ses sœurs ou même toutes, pour épargner sa famille de la condamnation à la petite taille. Pour ça, tous les coups lui étaient permis, certains utilisaient le terme carnage pour qualifier ce que faisait quotidiennement Cava avec les sœurs de son ami.
Après la grande marche de colère de Cava, qui avait pour point de chute la plage du peuple, un moment d'imperturbabilité sociale arriva dans le quartier. On commençait de plus en plus à croire tous que les invitations distribuées n'étaient que simple intimidation de la part de Bora dans la mesure où son fiancé n'était plus à Goma depuis un bon moment. On

Seguin dans un monde perturbé

pensait qu'il était encore question d'une sorte de blague gauchiste qu'on avait déjà eu à vivre un temps ancien dans les œuvres de Bora, quand elle avait accusé le papa de sa copine Nato de l'avoir rendue grosse de deux jumeaux.

C'est dans ce sens que l'on s'attendait à un démenti comme celui de la fausse grossesse, on savait que d'un moment à l'autre, quelqu'un passerait et nous dirait que Bora blaguait tout simplement en distribuant les invitations ou si c'était vrai, que son fiancé l'avait trouvée en flagrant de lit d'adultère dans une boutique quelque part et pour cela, il ne voulait plus de notre quartier, et c'est ce qui serait la raison de son départ précipité. Cependant rien de pareil n'arrivait, aucune chose allant dans ce sens ne nous parvenait et pourtant, seuls deux jours nous séparaient du jour de mariage.

Le jour du mariage arriva le samedi, mais moi je n'y croyais pas encore. Je savais que le mariage n'était que simple événement sensationnel pour nous ébranler sentimentalement. Aussi bien je me le disais que ça n'aurait pas lieu, autant également je me préparais. Il fallait, malgré tout, mettre ma petite veste d'étudiants pour l'occasion. Ce jour-là, je ne savais quoi faire par ma tête, je suivais mon instinct et celui-ci me dirigeait vers la salle où était prévue la soirée du mariage de Bora. Je ne savais plus ce qui était réel et ce qui ne l'était pas, il était important de me laisser guider par mon instinct pour demeurer sur la bonne pente, une situation embarrassante comme celle-là nuisait toujours quand on avait à vouloir chercher les bonnes raisons.

C'est vrai que j'avais déclaré clairement qu'il m'était totalement impossible de me rendre à l'église pour un mariage comme celui de Bora, et cela malgré ce qu'on pouvait qualifier de brutale conversion de sa part. Néanmoins, je n'avais pas du mal à assister à une cérémonie purement vaniteuse comme une soirée dansante dans un hôtel ou dans un espace approprié. Je ne savais pas aussi ce qui me conduisait réellement vers la salle quand j'avançais calmement, les mains dans les poches.

Quand nous étions dans la salle, une voix très convaincante, pour une raison inexpliquée, me soufflait à chaque instant que le mariage allait s'annuler très bientôt, elle me confirmait qu'il ne restait que quelques minutes pour que cette moche aventure confondante prenne fin. Toutefois pour moi, le départ de Bora du quartier était souhaitable car ses seuls actes donnaient mauvaise réputation à toutes les filles de mon quartier. Après un temps, presqu'une vingtaine des minutes, je me demandais plusieurs fois si

ce n'était pas plutôt le plaisir de voir un mariage n'annuler pour la première fois devant mes yeux qui ne m'y avait pas amené.
Mais rien n'avait évolué selon le sens de mon pessimisme. Bora, la terrible fille, entrait donc, tenant très affectueusement le bras gauche de son mari nouvellement arrivé dans le quartier. Elle le faisait vraiment bien comme ce qu'elle avait l'habitude d'effectuer avec les jeunes et vieux du quartier en sortant des hôtels et multiples chambrettes.

Par ailleurs, Bora était sérieuse ce jour-là, elle était très engagée sur cette voie de mariage comme si elle en avait le mérite. C'était également, quand elle fixait les invités dans la salle, comme si elle défiait d'abord Cava, ensuite son groupe des marcheurs et enfin tout le monde alors qui l'accusait sans raison valable de mener une vie pitoyable et pourtant elle se préparait uniquement à une vie de couple en se comportant de la sorte. Ses yeux attendrissants donnaient l'impression qu'elle voulait nous faire savoir que le mariage était ce qu'il fallait attendre d'elle à un moment, de la putain qu'elle était ; par ceux-ci en effet, elle semblait vouloir nous dire : *chers messieurs et dames, soyez calmes, je connais ce que veulent les hommes, alors ne vous inquiétez pas ; mon expérience longue me fait dire que je suis capable de rendre dingue un homme. Et pourquoi vous semblez en égarement alors ! Bon, si vous doutez, attendez deux ou trois jours, et venez lui demander, il vous dira qu'il n'espérait pas trouver ce qu'il a eu. Je vous dis que vous verrez, cet homme que j'épouse ne se plaindra jamais, il aura désormais une fille expérimentée à ses côtés. Eh ! Ne me regardez pas comme si je venais de le ravir à vos sœurs, à vos enfants ou à vos cousines ! Allez, riez quand même, ça vaut la peine ! Et je ne vous dois rien je pense ; ainsi, faites-vous vraiment plaisir en riant de toutes vos forces en voyant un bon mariage comme celui-ci ! Eh ! Regardez-moi ces voisins ! Ils se croient où pour avoir un tel air ? Vous êtes impossibles, je ne vous ai pas invité pour ça, c'est une fête, et donc, ça se fête. Voulez-vous me voir vous faire sourire ? Avez-vous besoin de me voir en tenue d'Adam pour rire ? Qu'est-ce qui vous arrive ? Oh ! Si je l'avais su, j'allais inviter des chèvres à vos places. Vous êtes pitoyables, bande des cons.*

Quant à moi, étant dans la salle à un certain moment, je m'attendais beaucoup plus à une désapprobation du genre un vieux ou un jeune se leva courageusement et dit avec témérité : *-svp, svp, veuillez m'écouter tous ! Je ne peux aucunement tolérer le départ de Bora, c'est notre fille à nous tous, c'est une fille au service de la collectivité ; alors, aucun n'a le droit de la prendre pour épouse à lui seul, non, ça serait injuste. Nous prendre notre*

Seguin dans un monde perturbé

Bora, en tout cas c'est nous prendre nos temps de repos et nos moments de grandes jouissances. Aussi, qui est la maman du marié ici ? Venez le prendre et partez lui chercher une bonne fille. Il est nouveau dans le quartier, et voilà pourquoi il a osé croire qu'il venait de trouver une femme en rencontrant une véritable dévergondée.

Avec cela, mon imagination était saccadée, mon sens de discernement secoué ; ce qui arriverait entre les deux, mariage en considérant la cérémonie avançant normalement et le départ de Bora ou la fin de cette aventure avec l'imminent incident dans ma pensée, étaient tous les deux voulus et repoussés ; j'étais là en train de regarder les gens sans voir réellement ce qui s'y passait et je faisais tout pour être regardant afin de voir ce qui, à la fois me tourmentait et m'attirait ; mais la force de ma réflexion était insuffisante face à la complexité de la situation ; bref, j'étais à la fois heureux et angoissé, deux sentiments contradictoires, dont l'un me poussait à être présent afin de voir partir la terrible Bora et l'autre, c'était la volonté d'assister en direct à un mariage qui allait bientôt prendre fin en queue de poisson. Un autre sentiment m'arriva aussitôt que l'animateur présentait les mariés, c'était une sorte de joie procurée par le plaisir et la peur ; ce qui se passait là me plaisait d'un côté et me faisait peur de l'autre, et finalement je sentais comme si j'étais là pour une autre chose que mariage, je ne voyais que défiler devant mes yeux ce qui venait de mon imagination.

Cependant, seul le départ de Bora s'était confirmé enfin, on avait finalement mangé et chacun se dirigeait vers chez lui après une danse triomphaliste de Bora presqu'à la fin, secouant ses fesses de manière irresponsable, comme si la soirée festive d'un mariage devenait un endroit approprié pour exposer son cul à la putain. Voilà l'histoire de cette fille, non, cette femme mariée qui battait une des amantes de son mari, une fille appelée Bora, l'ancienne fille terrible de Himbi I.
J'avais avancé aussitôt que ce souvenir avait fini, et à chaque fois que je croisais deux filles en entretien, en train de discuter, la peur rétrospective s'emparait de moi, je ne voyais que la lame de la fille battue par Bora. Cette fille qui avait pu s'échapper après avoir dangereusement pelé comme une mangue moyennant une lame, le visage de sa rivale, par ailleurs femme mariée, d'un passé moche et malheureux en tant que femme.

Juste en arrivant à la boutique, j'y étais entré et j'avais acheté une chemise presque similaire. Je savais que je mentais mais ça valait la peine pour

Par Michael UHURU

Seguin dans un monde perturbé

l'harmonie de mon couple.

Comme je possédais son basin, j'avais mis ensemble les deux pour qu'ils aient le même parfum, elle comprendrait facilement en passant que l'exhalaison était de la maison de vente d'habits.

Mon cœur était moyennement apaisé ainsi. Là je pouvais faire la maison sans grand risque d'y apporter un malaise ; ma femme n'aurait donc pas à fâcher.

Le moteur de la voiture tournait toujours, j'avais oublié de l'arrêter en allant dans le petit bazar.

Une inquiétude m'envahit un temps après lorsque je m'étais rappelé que ma femme ne parvenait jamais à manger sans moi à ses côtés. Oh mon Dieu ! Elle souffre ma femme, je m'étais dit. Je ne ferai plus jamais cette bêtise. Comme elle doit être malheureuse et seule dans cette maison ! Elle souffre maintenant je le sens ! Il me faut vite rentrer.

En arrivant près de l'entrée pique-nique, j'avais commencé à penser à ce que je dirais à mon épouse. Ainsi je me préparais dire passionnément :
-chérie de moi, j'ai passé une dure journée comme jamais de ma vie. Mon cœur a été torturé que je pensais à un rêve malveillant. Mon âme était en perdition, je vivais sans vivre. Je ne voudrais plus revivre une telle expérience, j'en ai souffert énormément que plus jamais je ne le pourrais. Toutefois, une chose a renforcé mes sentiments, j'ai compris que je ne peux pas vivre longtemps loin de toi, j'ai été fait pour mener ma petite vie avec toi. Je sens maintenant dans moi un apaisement en te voyant, on dirait qu'une charge énormément lourde venait de quitter ma tête, c'est comme si ma vie venait de reprendre son court normal. Oui, je me sens encore vivant. Laisse-moi te tenir fort dans mes bras, ce temps passé loin de toi a été pour moi un châtiment immense personnel qui dépassait ce que je pouvais supporter. J'ai cru que je ne te verrai plus, j'ai cru t'avoir perdu toujours, j'ai failli en mourir, non j'étais déjà mort.

Ma bien-aimée, mon amour, j'ai aussi compris que l'amour n'existe plus pour beaucoup. J'ai compris que la génération actuelle n'a pas ce qui a de fondamental. J'ai finalement compris pourquoi les guerres ne cesseront jamais, j'ai couronné tout en disant que nos enfants auront du mal à trouver de bonnes femmes dans le futur.

Mon amour, d'où est venue cette nouvelle conception du monde ? Comment l'Afrique, anciennement connue pour sa grande solidarité et ses valeurs, est devenue un espace approprié où seulement l'argent domine tout, fait tout et conditionne même l'amour ? Qui sont en train de se

Par Michael UHURU

Seguin dans un monde perturbé

permettre de tuer cette valeur fondamentale humaine ?

Aujourd'hui j'ai compris que les mariages sont uniquement cérémonies, et ceci est la raison pour laquelle facilement les femmes tuent leurs maris et vice-versa. Je comprends pourquoi les enfants d'un même père et mère se tournent dessus comme des malades. Je comprends pourquoi le sexe devient la chose la plus banalisée et devient résultat des quêtes sporadiques et momentanées. Je comprends pourquoi les divorces pullulent, je comprends pourquoi les filles actuelles jettent leurs fils dans les toilettes et ruissellement; je pige quelque chose sur ce qui peut expliquer les mères et pères à abandonner leurs enfants dans les rues ; oui, c'est la conséquence de l'amour conditionné par l'argent actuellement, c'est la conséquence de la turbulence de cette génération. Les cœurs des humains sont devenus vides, sans pitié, on ne voit que ses intérêts avant tout. La dignité est oubliée, la morale abandonnée à son triste sort ma chérie.

Heureusement que je t'ai eu, et je te resterai fidèle pour toujours. Ne pense pas que j'ai pris de l'alcool, tout ce qui est dit vient de mon cœur, et je regrette voir vivre un jour mon fils dans un monde pourri comme celui-ci ; il ne mérite pas naître parmi ces hommes, femmes, filles et garçons actuels. Mon amour, où est-ce nous pourrions aller pour vivre l'amour sans croiser sur notre route ces gens corrompus et non vertueux ? Un endroit où pourra naître notre fils bien aimé, un milieu où il saura que l'amour est ce que nous avons de plus cher, ce que nous avons de meilleur, ce qui nous est fondamental ? Pouvons-nous une minute penser que tout est bien et pourtant rien n'assure un probable changement ?

Michael, j'avais du mal à supporter les attitudes des gens, une partie de moi s'était envolée pour toujours et demain paraissait pire que ce qu'on vivait. Si seule la pauvreté en était la cause, on ne verrait pas tout le monde dans la danse. Il s'avérait beaucoup plus que l'argent que donnaient les parents à leurs filles était toujours minime par rapport aux miettes qui venaient de leur gymnastique suante adorée. On croirait facilement que jamais la satisfaction n'était possible si l'argent proviendrait d'un doux amour d'un père, d'un bon ami ou d'une mère à une fille, il fallait à tout prix sentir le pourquoi de son obtention pour en octroyer la vraie valeur.

-Mon amour, je disais encore une fois à mon épouse, avec cette génération, rien que les pleures envelopperont nos belles joues ; on a intérêt, pour bien vivre, à ne pas nous en préoccuper.

Par Michael UHURU

Seguin dans un monde perturbé

En prononçant cette dernière phrase, je m'étais rendu compte que j'étais déjà près de chez moi, c'était à une cinquantaine des mètres de là. Ainsi, l'arrêt de la voiture permettrait que je finisse à formuler mes mots. J'avais interrompu le moteur bien avant de formuler à basse voix : -mon amour, notre fils me préoccupe beaucoup. Nous, nous avons su surmonter cette dure étape de choix, est-ce qu'il sera à mesure de faire la même chose ?

Chérie, je t'aime trop, je suis prêt à tout laisser afin de t'apporter mon amour à chaque instant et montrer à Jérôme la voie de la sagesse.
J'ai été choqué aujourd'hui, j'ai été terriblement éclopé par le comportement des hommes actuels. Comment peuvent-ils mener une double vie ? Ils vivent tous avec leurs épouses mais pourchassent chaque seconde des ardentes filles ! Ils en sont très fiers et ils s'en ventent même ! Ces demoiselles, autre fois exemplaires et dignes, sont aujourd'hui uniquement derrière l'argent.
Moi et toi sortions ensemble depuis l'université mais aujourd'hui c'est chacune qui dit : -je ferai quoi avec tel, qu'est-ce qu'il peut me donner ? Elles ne savent pas que donner l'amour c'est le plus important. Elles oublient que leurs corps, d'une grande beauté, ne méritent pas cet abaissement humiliant ? Mais qu'est ce qui a changé le cœur de nos frères et sœurs à Goma chérie ? Où allons ainsi ?

Je me rends compte qu'on n'ira nulle part pour trouver un apaisement. Nous devons vivre en sachant que la nouveauté est la banalisation de nos valeurs. Dans les universités, dans les églises, dans nos quartiers et partout, les tactiques célestes pour coucher chez certains pasteurs, le sexe-point, le sexe-plaisir malsain ou sexe- argent, font l'action désormais. Ceux-là qui faisaient notre fierté à l'époque, disent tous actuellement :- suivez ce que je vous dis mais ce que je fais n'est pas à suivre. Chérie, où ira étudier notre fils pour qu'il demeure toujours humain et qu'il ne perde pas son sens moral ? Ira-t-il dans quelle église chaque dimanche pour que jamais il ne puisse perdre cette chose grandiose ? Que sera son école ?
Et Pourquoi d'abord l'amour a-t-il disparu de nos cœurs ? Chérie, est-ce que tu piges quelque chose sur ce qui me dérange ? Oui chérie, je sais que tu as des réponses à mes questions.
Pendant que je cherchais à ajouter une belle phrase, un jeune garçon vint vers ma voiture et me menaça sérieusement : -eh ! Va dans une chambre toi, malade et voyou ! Tu n'as pas honte de ce que tu fais là à ton âge ? Il semblait, selon sa façon de parler, penser que je faisais un truc audacieux dans la voiture. Je l'avais appelé pour 2 dollars et surtout pour qu'il

Par Michael UHURU

Seguin dans un monde perturbé

comprenne que je ne faisais rien d'immoral.

Il partit content et mes réflexions recommencèrent aussitôt, en commençant par le jeune-homme de tantôt : -ma femme, un jeune garçon m'a vu et a cru que j'étais avec une femme dans la voiture. Et pourtant je ne faisais que réfléchir sur nous. Voilà encore une preuve de la destruction dont je t'ai toujours parlée, notre fils ne mérite pas venir dans cette société pourrie. Même pour cet enfant-là, une voiture en stationnement dans une rue lui fait penser une consommation intime !

Cela me poussa aussi à me souvenir des injures gratuites que j'avais un jour reçues de la part d'un homme politique, quand je faisais la deuxième année à l'université. On avait l'intention de recevoir de lui un soutien financier afin de permettre à notre candidat à la présidence estudiantine de mieux faire sa campagne. Un jeune de notre promotion nous avait assuré qu'il entretenait avec lui des relations privilégiées. Comme il connaissait sa résidence, nous y étions partis un certain mardi pour lui faire part de notre projet.

En y arrivant, il n'était pas encore là, seule sa femme très agitée se faisait plaisir de nous exposer un corps qui n'avait rien de captivant à part sa forme elliptique inquiétante qui pouvait par contre plaire aux géomètres et mathématiciens, il s'agissait d'un corps humain qui rappelait sur les formes géométriques rectangulaires ou circulaires de la fameuse école secondaire. Pour elle, elle semblait jouer à la grande vedette devant ses fans ; elle faisait des mouvements risibles pour faire remarquer un corps inexpressif comme celui d'une sauterelle.

20 heures sonnaient la minute suivante, chacun voulait oublier l'objectif de notre arrivée-là pour rentrer. Encore, s'ayant changé, se pointa la même femme de l'homme politique, elle portait cette fois-ci une jupe blanche et un veston serré. Son comportement purement démonstratif réclamait visiblement un compliment massif de notre part, mais personne ne pouvait essayer le faire, elle possédait un corps banal, tout de beau mis sur celui-ci devenait à l'instant dégoûtant.

C'était vraisemblablement une femme qui se connaissait laide, mais on dirait qu'elle voulait pour la première fois écouter des hommes lui dire aussi : tantine, t'es bien habillée. Oh madame ! Quelle chance a eu cet homme qui t'a épousé !

C'est pendant qu'elle riait fortement sur base de rien devant nous que son mari arriva tout en sueur. Nous nous fumes aussitôt l'obligation de nous mettre debout pour l'accueillir avec respect, mais c'était un type

Par Michael UHURU

Seguin dans un monde perturbé

excentrique qui n'avait vraiment rien à avoir avec notre bon geste.

Il portait sur son dos un sac presque vide mais qui pouvait contenir au maximum quelques 2 petits papiers vierges ridicules ou, … des bonbons. Sans manifester un signe montrant que nous étions là, il se mit par contre assis et appela son épouse d'un ton autoritaire : Gobi, Gobi ! T'es où ?

Sa femme vint aussitôt vers lui et le dévêtit brutalement, au salon même, de ses souliers vieillis par excès de port et après, ses chaussettes perturbèrent soudain l'atmosphère par leur odeur, en tout cas il ne ferait pas partie d'un parti écolo, ses chaussettes étaient pour elles seules de la grande pollution.

Je me disais à l'interne que les femmes supportaient beaucoup des choses, comment elle pouvait déchausser son mari en supportant encaisser une telle senteur ? Pour moi, il n'en serait aucunement question si j'étais cette malheureuse laide femme. Et d'ailleurs en l'encaissant de loin, ça me donnait déjà envie de vomir. L'odeur de celles-ci était insoutenable, aucun mot existant dans toutes les langues ne pouvait décrire cette puanteur.

Il toussailla terriblement et fit aussitôt semblant de réclamer du whisky, une chose qui, de toute évidence, ne faisait visiblement pas partie de ses habitudes ; il voulait, dans une large mesure, seulement nous intimider en nous faisant voir qu'il vivait une existence soignée.

Il s'adressa brusquement à un inconnu, uniquement pour nous pousser à tirer attention : Oh, ouah !

On le regarda tous et il dit hardiment : -et vous imbéciles, malades, voyous, idiots, que faites-vous chez moi comme ça ? Qui êtes-vous pour vous permettre cette audace de vous assoir flegmatiquement dans mes belles chaises, chez moi ? Qu'est-ce qui vous le permettrez ?

On ne savait pas répondre ; et dans une large mesure, on pensait qu'il blaguait.

Eh ! Toi l'étourdi, le grand crétin ! Là il s'adressait à moi, tu peux me dire le pourquoi de ta présence ici ?

Quand je voulais parler, il m'arrêta d'un ton dur :-n'ose pas me répondre malade, voyou avec une très grosse tête. Tu ne peux pas te pointer chez moi avec tes petits copains et vouloir me raconter ta misérable vie ! Tais-toi idiot je me répète et fais plaisir à tes amis en empêchant cette chose que tu utilises comme bouche de s'ouvrir.

Aussi, pourquoi des macaques comme vous se retrouvent à une heure tardive comme celle-ci chez moi ? Connaissez-vous où vous êtes d'abord ? Êtes-vous perdus ?

Attendez, pensiez-vous vraiment que j'aurais besoin de voir vos petites têtes de cons et en les voyant, ma vie changerait ? Qui vous a dit que j'aurai

même une minute à consacrer pour écouter des voyous que vous êtes ?
-Madame, madame ! Hurla celui-ci en regardant la pièce où était son
épouse. Notre maison est damnée, dit-il quand son épouse lui approcha, elle
n'a pas fait ce qu'elle ferait pour se protéger contre cette dangereuse
intrusion, voilà que des canailles s'y sont vaillamment introduits et se
permettent d'occuper courageusement mon canapé. Madame ! Viens,
approche de plus près stp !
Elle avança et s'assit juste à côté de lui en faisant des gestes vraiment
inusités. Il s'adressa encore à celle-ci : combien de fois t'ai-je demandé
toujours de la grande prudence pour toutes les arrivées ici ? Comment ces
voyous impensables sont-ils parvenus à s'introduire chez nous en ta
présence ?
Il se mit aussitôt à essuyer des larmes inexistantes en laissant retourner sa
femme où elle était avant son appel.
Eh ! Dites-moi, je me permets malgré tout de vous écouter, je préfère
ignorer ce que vous êtes. Pourquoi êtes-vous arrivés dans ma maison sans
aucune permission ? -Bon, son excellence, voulait s'expliquer Harry, nous
sommes là pour vouloir vous dire que…Arrête cette sale bouche de
prononcer du n'importe quoi ! Tu ne vois pas aussi que tu mets tout le
monde mal à l'aise ici. Dit ! Est-ce tu connais au moins la couleur d'une
brosse à dent ? Mais je risque la carie dentaire comme ça en voulant
supporter un homme comme toi d'ouvrir sa bouche dans ma maison. Mais
quelle bouche puante ? Ah, ah, dit, qui êtes-vous pour avoir des bouches
sordides, des bouches qui n'ont jamais été lavées? Vous l'avez senti vous-
mêmes pour votre copain, hein ! Même ici loin, j'ai été fouetté.

Je voulais lui dire quand il parlait : -va te faire foutre idiot ! Tu ne sens pas
l'odeur de tes chaussettes restée à tes pieds ? Mais il m'était impossible, ses
gardes du corps allaient s'occuper de nous à l'instant que j'ouvrirais ma
bouche.
Il avait continué : -en réalité, vous êtes venus pour me parler des histoires
pénibles vécues par vos parents ou simplement pour empoisonner ma
maison de vos odeurs ? Et s'ils ont des problèmes, ça me fait quoi ? J'en ai
besoin pour vivre, pensez-vous ? Des crétins qui veulent me raconter des
histoires comme si j'en avais besoin. Des stupides qui se sont permis de se
pointer chez moi pour parler de leurs imbécilités. Dé, qui vous a dit de
venir me voir ? Il n'aurait pas eu l'idée de vouloir m'assassiner en vous
envoyant ici ?
Chers jeunes frères idiots, je vous jure qu'en vous voyant, on ne sent
qu'immédiatement s'installer dans son environnement la misère la plus

Par Michael UHURU

Seguin dans un monde perturbé

noire, on voit à l'œil nu la souffrance, on se voit en face d'une maladie contagieuse qu'on ne peut plus échapper, on se sent condamné, on voit venir vers soi une attaque pour laquelle aucune riposte n'est concevable et enfin de compte, on perd tout contrôle, oui, je n'ai plus le contrôle de mon esprit, comprenait, tout ce que je dis c'est à cause de vous.

Je voulais savoir, est-ce que vous connaissez au moins ce qu'on appelle un savon et de l'eau, vous crasseux et sals babins? Mais c'est quoi votre origine ? J'ai peur de mourir parce que des gens sales et inconnus se sont permis de venir chez moi pour je ne sais quoi. Est-ce qu'on peut savoir ce que vous êtes réellement ?

-Ce que monsieur, on voulait juste vous contacter pour un soutien…, s'exprimait à son tour mon ami Mollo.

-Toi, t'es qui ? Me contacter pourquoi ? Et pourquoi tu ne t'es pas laver avant de te braquer ici avec ton ventre bedonnant ? Tu peux me parler de quoi d'abord toi malade ?

Soyons clairs, est-ce que je vous ai appelé pour vouloir vous lancer dans cet exercice osé ? Pensez-vous que j'avais besoin de vos sales intentions ?

Jeunes gens, sans vouloir vous blesser, partez, ne restez pas pour épargner ma maison d'une très grave situation même si c'est déjà une fatalité le fait que vous y soyez, je ne veux pas d'une situation malencontreuse qui pourrait toucher mes enfants et toute personne qui habiterait dedans ultérieurement.

Vous vous êtes trompés certainement, je ne peux parler avec des valétudinaires que vous êtes pour rien au monde. Allez où l'on pourra vous recevoir, pas ici je vous le dis. Éloignez-vous vite, et… n'oubliez pas de refermer la porte en sortant. Vous ne méritez pas vous adresser à moi, vous êtes ce qu'on ne peut jamais supporter naturellement.

16

Pour moi, c'était pour la première que je parle avec un dirigeant politique corrompu du tiers monde, dont l'expression verbale ne montrait qu'une vie pitoyable et troublée et j'avais compris pourquoi de tels gens étaient capables du pire comme par exemple assassiner leurs adversaires politiques pour rien, ou faire peiner de bons guerriers pour la jalousie et pourquoi pas se mettre à malmener des innocents sans raison après les avoir fait subir de la grande torture. En réalité, c'étaient des gens instables, sans aucun contrôle sur leur esprit, des gens qui étaient sans morale et on n'avait qu'à s'apitoyer sur leur sort lorsqu'on pouvait se permettre de passer un peu de temps avec eux.

Par Michael UHURU

Seguin dans un monde perturbé

Et donc pour ce présent balourd, ayant pris du galon spectaculairement vu ce qu'il était il y a peu dans la ville, afin de cacher sa médiocrité et couvrir sa saleté, il avait préféré nous bombarder avec des injures.

C'est de cette façon que j'avais quitté la résidence de cet homme politique en regrettant grandement mon action, mon temps, mon énergie, mon geste. Je ne m'attendais pas en ce qu'on me qualifie d'imbécile un jour gratuitement, je ne savais pas que vouloir d'un service pourrait amener une telle humiliation et un tel exercice d'assemblage de toutes les saletés du monde pour me désigner moi et mes amis.

C'est à partir de ce jour-là que j'avais décidé de me désintéresser de tout ce qui se passait à la fac, plus essentiellement de ces histoires d'élections d'un petit président qui avait, une fois élu, à quémander par ci par là pour son comité.

Il me fallait avancer, la voir s'imposait cette fois-ci. En jetant un coup d'œil sur la montre de la voiture, il était 23 heures 20, c'était un retard devenu très comminatoire pour nos santés. Eh bien, j'avais l'obligation de partir. Il était temps de retrouver à tout prix ma femme ; dépasser ce temps, c'était aller au-delà de ce qu'elle pouvait accepter difficilement. Je devais y aller.

Quelques minutes après en avançant, j'avais aperçu une centaine des personnes, à cette heure-là, dans mon avenue, en mouvement très intense. Je pensais que mon avenue était encore secouée par la mort. Mais Chose bizarre, il y avait aussi des policiers sur chaque mètre, ils ne laissaient aucune voiture passer.

En avançant, je m'étais rendu compte que c'est chez moi où la quasi-totalité des gens était entassée.

Mon cœur avait commencé à trembler en apercevant un monde fou chez moi. -Qu'il y a-t-il chez moi madame ? J'avais demandé à une femme me connaissant, en descendant de la voiture. Elle avait uniquement pleuré sans dire quelque chose. Non, non, ne dit pas c'est ma femme qui est morte ? Pourquoi pleures-tu ? Réponds moi, c'est moi son mari, Seguin. J'avais imploré cette femme avec insistance.

Elle avait pleuré encore sans rien dire par sa bouche. –Pour moi, je pensais déjà à la mort de ma femme. Je ne voyais pas autre chose qui pouvait expliquer son action pleurnicharde. -Non, Dieu, je ne mérite pas ça, je n'ai pas droit de perdre ma femme si vite. Non, non, maman, non, on vient de me dire que ma femme est morte ! Maman, est-ce que je mérite une telle punition ? Qu'a-t-elle fait d'aussi désagréable pour mourir si jeune ? Ne voyez-vous pas que je suis très jeune pour être veuf ? -Et mon fils, est-ce

Par Michael UHURU

Seguin dans un monde perturbé

qu'il a survécu lui?

-Non voisin, ta femme n'est pas morte et je pense que tu n'as pas encore de fils, en ce que je sache. Ils sont venus pour violer, endolorir et saccager. Ta femme a été longuement violée et ils l'ont fait sans pitié voisin, il n'y a que du sang qui coule chez toi, il n'y que des larmes à verser en y entrant, il n'y a que de l'apitoiement à avoir comme sentiment.

-Aa, ohé ! Non, ma femme a été violée, vous voulez dire vraiment ? Vous avez donc l'intention de m'annoncer qu'elle a été violée vraiment il n'y a pas longtemps ! Mais pourquoi peut-elle subir cet acte inique? Qui peut se permettre de s'amuser avec ma femme de la sorte ? Dites-moi pourquoi quelqu'un peut se le permettre ? Qu'est-ce qu'elle a semé de honteux pour moissonner en punition ce grand alanguissement? Et où sont ces vauriens qui s'en en sont faits plaisir d'abord ? Votre silence veut dire que ce sont ces policiers que je vois là qui se sont permis cette sale besogne ? Montrez les-moi svp, je vais les massacrer pour que jamais vous ne connaissiez un truc aussi dégoûtant comme celui-ci ! Je vais tuer quelqu'un pour venger ma femme violée gratuitement.
Laissez-moi entrer, nous ne méritons pas ça, nous nous aimons véritablement, nous nous aimons à mourir et personne ne peut se permettre de prendre outrageusement ce qui me revient de droit. Laissez-moi passer ! Je souffre énormément, mon cœur est si petit pour supporter un acte pareil ; svp, svp, laissez-moi passer.

En entrant dans la maison, j'y avais trouvé ma femme en train de pleurer, couverte par un pagne que je n'avais jamais vu. Je voulais lui adresser quelques mots de consolation mais ces mots n'osaient pas sortir de ma bouche. Malgré tout, j'avais eu quand même la force de lui demander :
-chérie, où sont-ils ? Qui nous ont fait ça ?
Puis, comme elle n'avait rien dit, je m'étais adressé à ma belle-mère, en lui racontant même le début de ma soirée, mon arrivée chez elle et autres choses : -belle-mère, je suis arrivé comme d'habitude chez toi et j'ai trouvé la porte de ta maison ouverte comme toujours, à 18h. A l'intérieur de moi, j'ai cru que c'était comme à l'accoutumée ; je suis ainsi entré sans aucune crainte. Chose impressionnante, ma bière n'était pas là. Je t'ai appelé par la bouche en orientant mes yeux dans toutes les directions, mais personne ne me répondait. J'ai cru dans moi que tu étais en train d'accompagner un voisin ; et comme il s'agissait d'un voisin, j'étais convaincu que tu n'étais pas loin. Je suis parti en essayant de bloquer ta porte pour ne pas la laisser à

Par Michael UHURU

Seguin dans un monde perturbé

la merci du pitoyable voleur qui puisse exister. Je ne dirais pas que c'est parce que mon téléphone avait un problème que je n'avais pas appelé mais c'est parce que je savais que tout allait bien. Oh moi ! Je ne savais pas qu'une catastrophe s'affalait fortement dans ma maison ce temps-là ! Je ne savais pas que ma femme subissait la pire animalité, la pire atrocité humaine.

-Chérie, chérie, pardon, je n'ai pas été là quand il le fallait, j'ai manqué à mon devoir de te protéger.
-Chéri, tu ne pouvais rien, ils allaient te tuer, ils sont venus pour ça. -Non chérie, non, où est-ce qu'ils sont partis ? Montrez les-moi belle-mère !
-Non mon fils, tu n'y pouvais rien. Tu n'y peux rien aussi. Ils sont partis depuis longtemps, tu dois l'amener à l'hôpital et la consoler. Elle est en train de perdre beaucoup des sangs.
-Aa ! C'est le mot que j'avais prononcé ce jour avant de m'évanouir; oui, c'est l'unique mot que j'avais prononcé certainement avant que je ne perde connaissance. Et ma femme, exemplaire et digne, cette fille qui avait gardé toute sa virginité jusqu'à notre mariage, venait de subir la conséquence de l'immoralité de cette génération qui n'avait jamais connu d'amour.
Je me sentais toujours mal le lendemain, je vivais pensant à mourir une minute après. La fin m'était très proche et je n'attendais que cette fin ne puisse me frapper et qu'elle m'amène aussitôt dans un lieu où la paix pouvait exister.

Toute ma vie était désormais un fait banal, et c'est mon cœur qui en avait été entièrement affecté et sérieusement matraqué. De temps en temps je croyais vivre un rêve qui ne pouvait jamais arriver dans le vrai, ainsi je pensais me réveiller incessamment pour comprendre que tout ce qui se passait n'avait rien avoir avec la réalité. Or, la réalité était ce que je voulais pour rêve.
Depuis cette nuit-là, j'étais devenu rien qu'un corps vide, sans cœur, sans esprit, sans vraiment quelque chose dedans. Tout était définitivement fini pour moi, vivre et mourir étaient tous deux identiques, et d'ailleurs la mort prenait le dessus.
Mais mon seul espoir, étant encore à l'hôpital, était cet impossible voulu, je voulais plus croire qu'il s'agissait d'un sommeil dans lequel j'étais plongé, et je voulais qu'on m'en réveille ; j'attendais de tout mon cœur qu'on me dise en me tapant fortement dans le dos : -jeune homme en inquiétude, tu es malheureux pour rien, tout ce que tu crois avoir vécu n'a jamais eu lieu, sache que tu as rêvé longuement que nous t'avons amené à l'hôpital

Par Michael UHURU

Seguin dans un monde perturbé

pensant que tu étais en train de mourir. On pensait que t'avais des problèmes sérieux sanitaires, mais il n'en était pas question; et ta femme pour qui tu verses tant des larmes, elle n'a en vérité rien, c'est ton long cauchemar qui t'a enchevêtré, immobilisé et plongé dans cet état malheureux incompréhensible jusqu'à bloquer ta respiration pour un bon temps.

Je voulais que ce que je vivais soit cela, qu'on me dise que tout était faux.

Aussi ce matin-là, je ne me souvenais plus de ce qui s'était passé après mon effondrement. En étant en route dans la soirée, en direction de notre maison, à part les coups de balles crépitant fortement qui nous avait poussés à nous cacher pour un petit moment où la sécurité était maximale, moi et mon cousin Baby, je ne comprenais rien.

Après mon bain agité vers 20 heures, je voulais y aller encore, mais j'attendais qu'une accalmie arrive pour le faire.

*

17

Ce jour-là me fut long comme aucun autre de ma vie, et avant de faire mouvement vers l'hôpital, je voulais me rendre compte de ce qui m'était arrivé et ce qui s'abattait sur la ville de Goma. Aussi d'ailleurs pour plusieurs, c'était vraiment le jour le plus agité de tous ceux déjà vécus dans cette ville. De partout, en tout cas, des chiens aboyaient dans tous les sens. Et presque toutes les chaines radio ne mettaient que de la musique depuis 3 heures et chacun certainement, n'avait qu'à se demander : où allait le monde ? Sans moindre parole émise de ma part, je m'étais demandé aussi comment j'allais me rendre à l'hôpital pour voir ma femme souffrante.

En regardant par la fenêtre, je semblais comprendre que personne ne saisissait quelque chose sur tout ce qui se passait et surtout, personne ne pouvait connaitre la moindre chose sur des gens barbares qui passaient dans toutes les avenues, tirant des coups de feu en dansant et en criant.

Mais vers 22 heures, tout devint clair pour certains avisés, Goma accueillait sans le vouloir des visiteurs très spéciaux. C'étaient ceux-là qu'on pourrait qualifier de nouveaux saints tombés du ciel par coup de baguette céleste et ce pour une mission salutaire pour cette ville; c'était l'arrivée des personnalités toutes nouvelles et modernes idéologiquement, incapables de commettre la plus petite faute qui puisse exister ; c'était bien sûr l'impression qu'ils donnèrent à la population lorsque à 22h 30 un de leurs chefs prononça son grand discours sans indiquer leur identité.

En effet c'était de loin, si l'on tenait à leurs dires légers, idéologies imprécises et mines fauchées quand on les voyait dans les avenues en train

Par Michael UHURU

Seguin dans un monde perturbé

de passer, des gens dotés d'un patriotisme incroyablement grand, le poussant ainsi, sans la moindre peine, à la négligence matérielle et financière totale. Et sur base de cette impression innocente et cette attitude non douteuse, transformer l'enfer congolais en paradis paraissait aussi facile que rien que le bonheur ne pouvait désormais profiler à l'horizon. C'étaient aussi des gens non seulement qui saluaient apparemment par grand amour pour le peuple, mais réellement par modestie excessivement dissimulée dans l'hypocrisie, tous les passants curieux croisés dans les rues. C'étaient des responsables politiques modernes et démocrates naturels soucieux du bien-être général, qui passaient de temps en temps dans les parcelles de leurs administrés pour s'enquérir de leur situation familiale et sanitaire. Ainsi ils paraissaient bien comme de petits anges dépêchaient subitement sur la terre pour une mission spéciale, primo par le fait d'une forte admiration pour la beauté de la race humaine depuis un temps meurtrie, d'où leur sacrifice et leur rapprochement et de deux, maintenant celle-ci en grand danger de mort, d'où l'impérieuse protection de leur part en intervenant sans aucune transformation préalable.

Et à tous égards, leurs petites incursions, cette nuit-là, chez certains habitants pour une salutation ressemblaient parfaitement à la simplicité trop hypocrite qu'on trouvait souvent dans la gentillesse estudiantine contenue dans le petit bonjour du matin, que reçoivent des enseignants d'universités du tiers monde à la faculté, celle-ci devant obligatoirement pousser à une reconnaissance en termes de points en retour, conséquence naturelle de leur acte extrêmement gentil et forcément qui procurait grand bonheur aux récepteurs. Leurs mine, courage et détermination montraient que s'ils étaient engagés dans la première guerre mondiale ou même dans la seconde, elles feraient toutes deux moins de temps et peut être que le camp de vainqueur serait très corrélée à ce qui serait leur choix.
Ainsi donc, ces gens extrêmement démunis se disaient totalement irréprochables en termes de moralité et c'était vrai dans une certaine mesure, dans le sens de vol, car le lait et miel qu'on trouvait en politique congolaise leur étaient jusque-là inconnus. En même temps, c'est tous les opportunistes, aveuglés par l'idée d'enrichissement spontané ou immédiat, qui voyaient en cette arrivée une occasion d'or pour pouvoir se taper de l'argent comme d'ailleurs ceux d'avant eux. Quant aux nombreux hommes de la rue, ils pensaient à l'arrivée des hommes providentiels dont le Congo avait depuis longtemps besoin pour amorcer son développement, non pour un miracle déclencheur d'un enrichissement massif supprimant totalement l'éternelle quête humaine : travailler pour manger et vivre.

Par Michael UHURU

Seguin dans un monde perturbé

Partout dans la ville, le lendemain, tout le monde était plongé dans une grande peur et tout le monde semblait extrêmement préoccuper car les coups de balles retentissaient de nouveau. Il fallait juste jeter un coup d'œil véloce sur n'importe qui, pendant ce temps-là dans les rues, pour s'en rendre compte. Le calme habituel de cette ville, bien située à côté du lac Kivu, avait encore disparu à moins de quelques minutes seulement et cette fois-ci, ses principales rues très fréquentées s'étaient vidées totalement vers 8 heures.

En regardant toujours à partir de la fenêtre les rues, les rares personnes qui y étaient ne marchaient plus normalement. Sans peur, étant en désespoir et en colère, j'étais finalement sorti au moment où tout le monde cherchait à se cacher.

Quand j'étais arrivé en ville, j'avais compris que les danseurs de chantiers très connus au centre-ville avaient déserté leur lieu de répétition et abandonné totalement leurs activités bouge hanches en fouillant, à cause de ce qui leur paraissait de très agaçant ; mais moi, je m'en moquais.

L'air devenait très grave, cependant je n'avais rien à foutre avec cette gravité. Même si chacun se dirigeait où il pouvait se sentir plus en sécurité, moi je partais où ça semblait plus brûler. S'il était très clair pour n'importe qui de remarquer la componction de cette situation, même si aussi les ivrognes baptisés des « bébés Rico et bébés élégance » avaient immédiatement oublié leurs cultures de chants et danses ridicules dans toutes les rues du quartier les volcans, moi j'avançais toujours sans vouloir aucunement m'arrêter. Bien que tous fussent aminés par le seul souci de rejoindre le plus vite possible leurs familles respectives avant que la situation ne s'empire davantage, moi je me contentais de marcher courageusement vers une destination inconnue, je n'avais personne à protéger.

Chaque mouvement qu'accomplissait chacun de rares passants, en fuyant en sens inverse, montrait clairement qu'un danger restait un danger même pour les gens de cette génération. Cela se remarquait aussi bien chez certains fous, chez les badauds, chez les motards, chez les voyous, les putains, les amoureux de la chair et les drogués que je croisais en pleurant.

Mais c'est quoi ça ? S'alarma de son côté un petit ado, quand je prenais l'avenue Butembo, près d'un lavage occasionnel créé par une fuite d'eau, de petite taille, en quête de reconnaissance sociale, en regardant tout anxieux l'empressement que prenaient ses ainés en abandonnant avant l'heure leurs activités habituelles, malheureusement au moment où se présentait pour lui à 16 heures, si je tenais à l'information diffusée par le

Par Michael UHURU

canal des affiches, l'opportunité d'exhiber en public ce qu'il connaissait le plus au monde : -trémousser son petit corps devant un public ado dans l'enclos de la plus vieille école de Goma.

Une rumeur effrayante était à la base de cette nouvelle agitation de la population et semblait être la source des coups de feu qui s'en étaient suivis car elle disait que les gens, ayant pris la ville, étaient les révolutionnaires très sanguinaires qu'on entendait œuvrer au sud et qui, en prenant la ville, s'étaient présentés autrement, en dissimulant leur vraie identité. Alors, les jeunes de la ville, dont Cava, mèneraient depuis l'aube une résistance contre ces nouveaux venus.

Et la rumeur n'était aucunement rumeur, c'étaient eux, et à 16 heures juste tout était clair sur l'identité des résistants ; je voyais ainsi çà et là des corps des jeunes de la ville ; et par contre drôlement et piteusement, pour des gens que je m'imaginais remplis de poils noirs partout, ayant de longues dents effrayantes et des ongles géants et qui ne pouvaient jamais aller aux toilettes, c'était autre chose. J'apercevais plutôt par ci par là, des enfants vraiment mal nourris mais armés jusqu'aux dents et certains parmi eux en nouvelles formes de tenues militaires « culottes trouées », qu'accompagnés scrupuleusement des jeunes anciennement habitués à garder des vaches, anciennement agriculteurs et des vieillards sans aucune dent visible de loin, par ailleurs semblant sérieusement ligotés par les poids de leurs armes grignotées par la rouille.

J'écoutais de temps en temps des cris de joie lointains, venant de Birere, des cris joliment lancés par quelques jeunes de la rue dits « Mai bobo », paraissant être adressés en direction des libérateurs majoritairement inconscients : merci, merci, enrôlez-nous dans l'armée, nous on n'est pas comme eux, nous avons plutôt la volonté de libérer avec vous le reste du pays. Tous ces petits délinquants étaient aussitôt récupérés et je les avais vus le lendemain en tenues militaires et très lourdement armés.

Ils en étaient le lendemain, comme leurs nouveaux compagnons, fiers et arrogants dans les rues, que cela faisait croire qu'ils étaient envahis par l'idée de grande puissance, leur donnant une sorte d'autorité sur le monde entier, un monde représenté par un certain Goma. Donc ils constituaient en eux seuls une puissance militaire toute spéciale, capable d'infliger des lourdes et douloureuses pertes aux armées américaines, russes et chinoises mises ensemble.

Ils se comportaient comme s'ils avaient désormais une autorité suprême sur l'univers, celle-ci matérialisée par la conquête de sa plus grande ville et que

Seguin dans un monde perturbé

quel que soit ce qui pouvait arriver, leur puissance de feu inégalable ne serait jamais dérangée.

C'était de loin une sorte d'arrogance aveugle et non-renseignée faisant croire parvenir à une grandeur maximale dans une situation prise, par faiblesse d'esprit uniquement, comme celle de grande suprématie, de grande domination, de toute puissance, et se permettre un comportement de grandeur maximale comme si marcher sur les eaux ou vivre sur Mars devenait l'étape suivante et restante, après bien sûr un accomplissement fait très bonnement.

18

Les jours suivants, l'on avait commencé à recruter de façon particulière dans la révolution ; il suffisait pour certains jeunes et vieux, les éventuels combattants, de manifester leur intérêt pour la révolution, un intérêt qui pouvait être témoigné par un banal cri du genre voyou : « les libérateurs qu'ont toujours annoncés depuis longtemps nos ancêtres sont venus, ils sont arrivés depuis peu chez nous et ça commence à changer ; d'ici peu donc, personne ne pourra plus se plaindre ; dans un laps de temps seulement, le lait jaillira dans tous les robinets à la place de l'eau sale qu'offraient les bandits en fuite ».

C'était un signe assimilé, selon le vent nouveau, à l'authentique bravoure libératrice sortant de manière spontanée des bouches dont la révolution avait vraiment besoin pour le changement radical de la société. Dans plusieurs cas, cela conduisait directement à l'accès au plus haut rang de commandement dans la nouvelle armée, surtout s'il était fait devant plus de 100 personnes. C'est de cette façon que l'on devenait officier supérieur.

-Mais comment est-ce possible que cela arrive aussi facilement et rapidement ? Une ville aussi stratégique comme celle-ci qui se ramasse comme de la cacahouète aux environs de Kibabi! Se tourmentait à haute voix un vieillard courbé sur sa verge en bois noir, en voyant se battre les nouveaux maitres et les résistants en dernier retranchement, près de l'endroit dit terminus, à Kyeshero. Est-ce possible qu'une ville passe d'une main à une autre sans combat ? Non, non, ce que nous voyons ne peut s'expliquer facilement, il doit y avoir une raison cachée. Ces gens dits révolutionnaires, en grande partie dépourvus de la moindre intelligence, ne peuvent, même par pouvoir magique, parvenir à faire tomber et à contrôler pendant tout ce temps cette ville et surtout le fait de condamner ces commandos connus dans la région à fuir sans vouloir revenir un jour. -Qui ignore cette armée jusqu'à peu très redoutable mais maintenant en débandade par peur de la puissance de feu de ces laissés pour compte ?

Par Michael UHURU

Seguin dans un monde perturbé

Ajouta de son coté, son compagnon en cheveux et barbe tout blancs. Les vainqueurs sans bataille, ouah, on dirait que nous sommes en train de suivre de la vraie comédie quelque part ; ils sont tous sales, certains sentent même de la bouse et marchent trop difficilement ! -Non, non, s'exclama-t-il ensuite la bouche béante, c'est peut-être une conquête agro-pastorale du genre renversement de position dans la société par les prolétaires tel que prophétisé depuis longtemps ! Et il est possible, comme je les vois, qu'ils aient mis quelque chose en bouche il y a trop longtemps, fit le géant Romario absolument perdu par ce qu'il voyait à trente mètres de lui, c'était comme si c'était sa première fois de les voir.

Les jours qui suivirent, les gens furent plongés dans une situation de désarroi et de précarité absolus et cela en tous points de vue. Le peu de temps que les révolutionnaires avaient pris la ville s'apparentaient totalement à une éternité dans une sorte d'atroce rêverie où malheur, chagrin, immense peine synchronisent. Personne n'avait plus confiance en personne dans la ville. Plusieurs étaient civils le matin comme toujours et miraculeusement, ils dirigeaient des bataillons combattants le soir. Et la durée qu'ils pouvaient prendre pour faire face aux nouveaux développements de la situation n'était connue de personne. C'est là où même s'est trouvé le nœud du problème.
En effet, ce que voulait la plupart des gens, c'était une assurance, qu'on leur dise que ce qui était maintenant durerait absolument malgré tout ce qui se passait, ou soit que l'on nous dise que c'était éphémère et cela pour dire que ça passerait comme du vent donc comme c'était venu, c'est à dire sans beaucoup des souffrances à endurer.
Mais à l'allure où allaient les choses, s'il fallait seulement tenir compte de la folle détermination et de l'irritation inimaginable dans le sein des grands piliers de la révolution, non seulement naturellement regroupés en deux grandes tendances du point de vue adhésion au système économique favorisant le développement, mais aussi composés de deux grandes unités combattantes, référence faite à la prééminence du militaire sur le politique, aucun espoir n'était permis.

Il y avait donc deux unités guerrières, toutes deux semblant avoir été farouchement et longuement entraînées en brousse du sud. C'étaient des unités fortement différenciées par l'âge et l'histoire, et en les voyant, rien alors ne pouvait assurer un quelconque repli de ces combattants ou leur victoire prochaine. De un, « les Songa mbele », constitué des enfants, des anciens pastoureaux et des cultivateurs aguerris, qui désormais avaient

Seguin dans un monde perturbé

entre leurs mains la sécurité et la protection d'un inimaginable grand territoire, ne pouvaient jamais renoncer au contrôle d'une ville comme Goma, où désormais ils pillaient et tuaient ; exécuter un tel ordre par ceux-ci était quelque chose d'inconcevable ou possible par simple imagination, dans la mesure où ils étaient fiers de la supériorité qu'ils avaient obtenue et l'espoir d'un enrichissement qui commençait à naitre.

Désormais ces enfants, ces jeunes bergers révoltés et petits agriculteurs déçus, qui sont d'une certaine particularité et véritables guerriers de premier rang de la révolution, ne connaissant dans leur majorité que leurs armes à feu sont à utiliser en toutes circonstances, et venant d'une certaine classe et ayant une certaine éducation, imposaient leur volonté ou loi depuis leur arrivée aux riches, aux pauvres, aux vieux, aux jeunes et vieillards, à tout le monde alors, comment le pouvaient-ils alors ? Pour qu'ils deviennent quoi par après ? Abandonner la ville où ils pouvaient s'amuser quand ils voulaient pour regagner la brousse où aucune moto ni véhicule d'occasion n'était visible?

Egalement cette autre unité combattante de second rang, les « Soldats du congolais » et d'ailleurs principale classe politique, constituée essentiellement des anciens vieux vagabonds recrutés dans des villages libérés et villes conquises; des alcooliques désintoxiqués et anciens immoraux des pays voisins entièrement récupérés après un lavage sérieux de leurs cerveaux ; les rêveurs nostalgiques de la belle époque belge et croyant au développement détourné et jadis incarné par les pères de l'indépendance ; les pasteurs, bishops et prêtres politiques (des personnalités aux idées bibliques pour le bonheur collectif); des guetteurs visionnaires défendant la pratique du sport chinois, prônant ensuite l'immédiateté comme solution dans toute initiative de développement ; les arrogants propagandistes sans aucune marque spéciale ; les rejetés de l'indépendance portant uniquement des armes à feu de la première génération ; les révolutionnaires marxistes défendant la richesse et l'abondance matérielles, des petits chômeurs ayant fini récemment leurs études en quête d'un bonheur inconnu,… ; ceux-ci semblant être, en les comparant aux enfants, anciens jeunes bergers et agriculteurs, de véritables élites du mouvement, ne pouvaient aucunement céder la ville sans lutter de peur de perdre leur actuelle place et renommée ; leur seul et unique moment de la vie qui leur était venu par coup de baguette magique pour se confirmer à la tête d'une société autre fois hostile à leur catégorie. Ils n'allaient jamais abandonner la ville dans la mesure où ils pensaient être en

Par Michael UHURU

Seguin dans un monde perturbé

grandes actions utiles depuis leur arrivée, comme : dormir à l'extérieur toutes les nuits dans une ville où n'existe aucun insecte anophèle ; fréquenter les buvettes et boites de nuit jusqu'à peu ignorées ; respirer de l'air paradisiaque venant du lac Kivu en oubliant totalement les moustiques et mouches tsétsé de jadis ; parler à la radio quand ils voulaient ; transmettre leurs idéaux du bien-être général à tout moment, savourer la bonne vie avec les filles actuelles de leur génération ; et enfin vivre comme des stars car les applaudissements qu'ils recevaient de la part de certains voyous leur donnaient de l'emportement émotionnel qu'ils ne pouvaient jamais admettre d'abandonner même pour une minute. Ils se croyaient comme dans des films le plus souvent, jouant pleinement les rôles de grands héros en opération de sauvetage ; chose qu'ils ne pouvaient jamais espérer dans toute leur vie.

Donc avec tout ça, aucune assurance d'une tranquillité proche n'était possible, tout était devenu très incertain.
Les petites organisations occidentales dites internationales car venant des pays riches et celles-ci en majorité spécialisées dans la distribution de vivres, lesquelles installées à Goma depuis l'afflux massif des étrangers de tous bords en danger de mort, déplaçaient leurs équipements et certains de leurs membres importants juste un mois après l'entrée de nouvelles forces.
Tous les pays du monde rapatriaient leurs ressortissants les jours comme les nuits. Les personnes les plus pourvues de la ville ne résidaient plus dans celle-ci, la plupart d'entre elles venait le jour et rentrait rejoindre leurs familles le soir. L'émoi était visible dans toutes les actions des habitants de la ville. Les mouvements des personnes étaient très intenses ; beaucoup des gens partaient, peu revenaient, l'air était devenu grave. Que se passe-t-il dans cette ville ? Je m'étais encore demandé en rentrant vite chez moi à la suite d'une fusillade près de l'église Saint-Esprit.

En fuyant toujours, j'avais enlacé involontairement un type bossu en inquiétude, du genre PKT et celui-ci m'interrogea aussitôt comme quelqu'un qui chercherait courageusement une réponse négative dans une évidence : -est-ce vraiment les bergers et agriculteurs qui contrôlent le centre-ville mon grand ? Donc les résistants n'ont rien fait ?
Je n'avais fait que bouger ma tête en avançant. -Je comprends qu'ils ont vraiment pris la ville ces idiots ! Paracheva ce jeune mécanicien d'un brun jaunâtre, au bout de ses nerfs, en se grattant dangereusement tel un sal chien plein des poux d'un pauvre type.
19

Par Michael UHURU

Seguin dans un monde perturbé

Plus tard, cette information de la prise de Goma passait cette fois-ci continûment dans toutes les radios locales, régionales et internationales. Froidement dit un jeune, apparemment commissionnaire en douane, à son ami d'une vingtaine d'années, lorsque j'avais traversé la grand-route, pour prendre l'avenue non loin du rompt-point Bralima : -si l'on se met à comparer l'armée en errance et celle maintenant en place, on croit facilement à une pièce montée et pourtant en réalité, les anciens maitres ont éternellement tout abandonné, et sont partis, ça fait un temps assez long qu'ils avaient tout abandonné vraiment!

Des messages durs, en direction des anciens maitres, passaient depuis un certain temps en direct à la radio officielle, extension de Goma, chaque seconde qui passait. A tout moment de l'audition, j'entendais dire un haut gradé de la nouvelle révolution, parlant sauvagement, avec grande barbarie, comme un homme de la rue, en s'adressant à toute la population : les voleurs du peuple sont vraiment chassés, ces voyous ont fui comme des rats en présence des chats. Ou c'était alors insulter avec énergie ces dignitaires qui faisaient autre fois peur à tous : les imbéciles habitués aux sales putes sont en fuite, si vous trouvez un d'eux n'importe où, comportez-vous en grands garçons, ligotez-le si vous le voulez, tuez-le si vous en avez la possibilité, la société n'a plus besoin d'eux. Les idiots et leur chef incapable, ne pourront plus revenir, la population doit rester calmer et demain, nous vous dirons ce qu'il faudra faire.

Tout le monde avait compris cette nuit-là que tout venait de changer, certains simplistes très malades croyant aux solutions instantanées et miraculeuses, pensaient que débuterait bientôt un grand paradis à Goma et ils semblaient naïvement persuadés qu'une fois tout le pays libéré, celui-ci deviendrait le lendemain la super puissance du monde. Quant aux visionnaires et bons observateurs ayant une vision différente de celle de cette génération, simplement le pire venait de remplacer le mal.
Désormais, dans toutes les rues de la ville, il se parlait des langues autres que celles habituellement d'usage dans le rang des forces armées. Et les formes d'intimidation faites habituellement par ces hommes en armes dans notre tiers monde changèrent ipso-facto des jours qui suivirent. Les tortures exigeaient maintenant la nudité totale, des gifles et le fouet au-devant remplaçaient les fessées des forces de jadis.
Partout se chantaient désormais des chants populaires dits de la libération intégrale. Les justices populaires prirent de l'encenseur quelques jours après. On voyait facilement des jeunes, de la révolution, bruler vif certains

Seguin dans un monde perturbé

présumés voleurs et se faire plaisir de les bouffer avec de la « chinguange » congolaise. Le cannibalisme naissait avec toutes ses forces dans cette ville, carrefour des révolutionnaires de tous bords, ville où l'amour avait disparu des sentiments des gens.

Désormais dans l'armée, n'importe qui, qui le voulait en criant, pouvait devenir guerrier ou combattant. L'enfant, le boiteux, l'enfant de la rue, le berger, le cultivateur, le vieux, le vieillard, chacun avait toutes chances de défendre sous la révolution, la cause noble inconnue par la grande majorité des gens sérieux.

En fait, la révolution ne faisait pas de discrimination entre les populations dans le domaine de la défense au sein de sa nouvelle armée. Le principe d'égalité des chances était totalement au rendez –vous dans le domaine de la défense révolutionnaire. Et ces guerriers disaient en criant souvent lors des patrouilles nocturnes : -oh notre grande révolution ! Comme tu es magnifique, toute personne qui le veut peut se réveiller un matin et devenir protecteur du peuple ! Qui a dit qu'il faut passer par une formation quelconque pour savoir manier ce machin de blancs ? Finit tout ce tralala de jadis frères et sœurs, adieu la vieille armée discriminatoire, que vive la nouvelle armée véritablement du peuple, l'armée faite avec justice et travaillant pour elle, une vraie armée répondant aux besoins de la grande nation en révolution.

Depuis un bon moment les méchants étaient partis, non ils avaient fui pieds nus selon les révolutionnaires modernes ; les très bons qu'ils étaient, d'ailleurs d'une gentillesse maximale, avaient pris le contrôle de tout. Tout était permis alors dans cette nouvelle révolution-libération aux dirigeants. L'on voyait à tout moment facilement danser, en buvant des boissons souvent immorales et parfois traditionnelles, les révolutionnaires lourdement armés à côté des civils extraordinairement confus et illusionnés. En outre, ces gens du pouvoir qui se cachaient autre fois dans des hôtels lointains et véhicules fumés pendant le temps de gloire du régime passé, étaient désormais avec la nouvelle révolution venue de nulle part, visibles dans chaque coin de la ville, scandant sans arrêt des chants de gloire et de liberté, en dansant souvent tout ivres matin et soir et en bouffant sans aucun souci de la canne à sucre et maïs dans tous les coins et recoins de la ville. Ils adoraient enfin au-delà tout, les sauterelles sauvages ; il ne restait qu'il ne sorte la mesure faisant d'elles la nourriture officielle de la révolution.

Il était aussi courant de croiser les présentes autorités s'adresser des injures insupportables, en pleines rues, sans aucune inquiétude. Plus encore, facilement un révolutionnaire pouvait contredire son chef en direct à la

Par Michael UHURU

Seguin dans un monde perturbé

radio ou à la télévision, en prononçant des mots quelque fois déplacés et très villageois, du genre : -oh, oh, oh ! Ce voyou, qui est malheureusement mon chef, qui vous parle là, hein, est un margoulin malade, ne l'écoutait pas comme s'il était d'une certaine importance chers téléspectateurs ou auditeurs, c'est un distrait tout fait je vous jure, son éloquence n'est qu'un voile cachant une laideur comportementale insupportable et une platitude intellectuelle inimaginable.

Il est certes mon chef, mais sachez bien qu'autre fois dans le sud, lorsqu'il avait osé se présenter comme étant président de l'unique cité libérée, j'avais ordonné avec fermeté à nos hommes de l'arrêter et c'était fait, on l'avait amené ligoté chez moi pour son jugement ; heureusement pour lui, il avait demandé pardon publiquement aux compagnons de la révolution ; il aurait été lapidé après mon appréciation le lendemain de ce jour-là.

Vous voyez vous-mêmes qu'avec la nouvelle révolution, on peut arrêter tout le monde, nous vivons la période de la tolérance zéro et il sait cela ; nous sommes véritablement dans la vraie démocratie ; avait répliqué presque à la fin du débat radiodiffusée ce jour-là, le plus barbu de tous les révolutionnaires expérimentés, ayant droit à tous les privilèges et honneurs dignes de son rang.

Ou plutôt, c'était souvent : ce peureux qui vous parle avec toute assurance vous trompe avec ses petites théories de gestion de la cité mal comprises ; eh bien, ce qu'il sait bien faire, je vais vous dire la vérité, c'est fréquenter les femmes, non les femmes libres, il adore principalement les petites filles. Mais lorsqu'il se trouve souvent au front, il ne manque jamais à s'évanouir de peur.

Ou encore : -mon chef est un soldat impudique et sans aucun leadership ; ce qui est bon chez lui et ce que j'aime personnellement, ce qu'il peut facilement tout abandonner pour la cause de la révolution, l'unique espoir du peuple. Il ne s'inquiète jamais du sort de sa famille quand il a à faire avec la grande cause. C'est donc un vrai patriote libérateur, ce qu'il voit avant tout c'est l'intérêt général du peuple incarné par la révolution. Mais à part cela, c'est vraiment une canaille se cachant aujourd'hui dans des tenues honorables, il a l'habitude de dormir à l'extérieur et pourtant possédant une belle maison et mari d'une jolie femme.

Par Michael UHURU

20

C'était devenu une habitude d'écouter l'intervention, le lendemain, d'un conciliateur, essayant en sa manière de faire comprendre aux gens les idioties de la veille en les faisant passer pour la vraie démocratie : -oh ! Peuple libéré, vous qui avez suivi le chaleureux débat d'hier, vous avez peut-être cru à l'existence d'une cacophonie au sein de nos membres mais il n'en est pas question. Deux révolutionnaires en débat sont, si vous le voulez bien, comme deux fesses dans une même culotte, elles se frottent l'une contre l'autre à chaque mouvement sans pour autant se faire du mal ; il en est de même de nos membres, ils peuvent sembler se quereller sur plateau mais une bonne entente a toujours eu à demeurer entre eux quel que soit leur antagonisme dans les idées ; n'oubliez pas que c'est quand il y a choc d'idées que jaillit la lumière.

Ça ressemblait à une vraie démocratie populaire mise en œuvre pour la première fois dans l'histoire de l'humanité dans le tiers monde ; beaucoup plus c'était de la démocratie purement bananière aménagée joliment, faite bien à la manière de grands villageois se retrouvant incidemment en ville.
En tout cas au départ, tout était alors permis dans les villes déjà délivrées des mains des méchants s'il fallait se contenter de leur grande bravoure et de leur grande ductilité affichées. Seulement, il ne fallait pas être voleur ou soupçonné de l'être, il ne fallait pas non plus être sorcier ou aussi soupçonné de sorcier ; car là, la révolution n'avait pas d'autres sanctions que de te laisser tuer devant les gens de cette génération, le plus souvent envahis par des appétits tourmentés et meurtriers.
Personne ne comprenait les motifs à la base de ces grandes agitations populaires, c'était de loin plus qu'un désordre fou et une sottise de trop, une cacophonie meurtrière exagérée, poussant n'importe qui, à une rébellion effilée. C'est toute personne dotée d'une certaine intelligence qui priait pour que le présent moment de turbulence passe le plus vite possible et dans la grande douceur ; il le fallait bien car n'importe qui, peu importe ce qu'il serait, pouvait accuser n'importe quel autre de sorcier ou de voleur, pour le voir demain matin tuer à la place publique, sous l'assentiment et applaudissements nourris des gens, majoritairement sans aucune éducation, et adorant des activités mystiques, meurtrières, magiques et fabuleuses.

Ils agissaient comme si la mise en mort d'une personne était un banal jeu de carte, ou pour eux vivre en direct des actions souvent vues dans des films de toutes les origines faisait amplement plaisir. Goma, jadis appelé

Par Michael UHURU

ville de paix et de grande tranquillité, était devenue un territoire où les révolutionnaires se comportant majoritairement comme des brigands faisaient la loi.

21

Les jours qui suivirent alors, beaucoup d'événements commençaient à terroriser plus d'une personne dans la ville. Tiens, un certain jeudi, je me promenais aux environs de TMK comme ma femme était déjà à la maison ; et Benjamin, fils de Baturabo, mon voisin direct, venait de leur échoppe, située sur la route principale, sur celle-là conduisant vers la grande université de la région, et c'était presque à 17 heures. De tous les enfants du quartier Himbi II en effet, c'était l'unique enfant qui m'était vraiment proche.

Je l'avais vu de loin, quelques minutes après, en train de courir vers une frondaison, j'avais pensé, par ce fait, qu'il était en train de jouer au jeu de colin-maillard, le fameux cache-cache dans le langage couramment utilisé localement; et que par conséquent donc, ces amis n'étaient pas loin de là. J'avais aperçu, une minute après, Benjamin en train de se mettre bonnement dans sa cachette et il y resta un bon temps en train de surveiller. J'avais remarqué tardivement qu'il voulait présomptueusement faire peur à un enfant révolutionnaire armé jusqu'aux dents. En le voyant dans sa tentative risquée et sur le point de se réaliser, j'avais manqué quoi faire. J'avais hurlé, braillé, tout cela en sachant que cela ne changerait rien sur les intentions de Benjamin, je disais : -non Benjamin, ne fais pas ça, il va te tuer si tu oses l'effrayer ; ce qu'il porte autour de sa hanche n'est pas des revolvers et grenades faites aux feuilles de bananes.

Entretemps, pendant que je le voyais de loin, l'enfant Benjamin sortait de sa cachette et courait derrière l'enfant armé, car croyant qu'il s'agissait, comme le penserait n'importe quel autre enfant d'ailleurs, des jouets faits avec des herbes. Youp, Yom, doum, c'est fut les cris de Benjamin que j'avais saisi à peine, lorsque celui-ci sauta avec bruit sur cet enfant soldat. J'avais vu une minute après, l'enfant aux jouets, tirer, en usant de sa petite arme prise pour un jouet, fait aux feuilles de banane et coloré en noir, par Benjamin ; une balle qui semblait de loin frôler sa mâchoire gauche.

-Non, non, ne tire pas toi malade, pourquoi tu as tiré sur mon voisin ? C'est ce que je me disais en me dirigeant vers le lieu. J'avais aussitôt enlevé mes souliers pour la souplesse pour arriver vite sur le lieu. En y arrivant, j'y avais trouvé mon jeune voisin par terre, en sang et sans mouvement.

En le touchant, j'avais senti un froid anormal ; je remarquais donc, avec

Seguin dans un monde perturbé

amertume, qu'il avait rendu l'âme. Cet enfant qui pensait simplement jouer en faisant peur, comme cela se faisait habituellement, à son semblable, à son égal ; mais ce dernier malheureusement, avait usé facilement de son arme à feu ôtant la vie, cet enfant révolutionnaire qui ne savait que tirer ; cet enfant formé pour tuer, cet enfant qui ne savait qu'utiliser son arme à feu en toutes circonstances. Souvent, pour ces collègues enfants combattants, même les mouvements brusques des rongeurs suscitaient les mêmes réactions.

Moi qui voulais garder mon calme, tout d'un coup sans le vouloir, les larmes de désolation coulèrent sur mes joues, la douleur était vraiment insupportable. Quand le père du fils tué vint vers la dépouille en courant, quand il arriva près du corps inerte de son fils, il en fut très bouleversé et abattu, ce qu'il faisait ne contenait rien de raisonnable. Il sanglota énergiquement ensuite. Bien sûr, c'était normal, il voyait impuissamment sur le sol son fils unique sans souffle dans ses poumons.
En réalité, il ne pleurait pas seulement pour ce qu'il venait de perdre, un fils cher ; mais beaucoup plus, c'était par le fait que la veille, selon lui deux jours après, étant ivre, lorsque Benjamin lui annonçait qu'il avait été premier de sa classe au deuxième semestre, il lui avait répondu méchamment : -si être premier d'une classe peut me procurer une bouteille froide de bière en plus, alors crie comme tu le fais petit con et que je la voie cette bière après ; si ça ne peut se faire, alors va le dire à ta mère, ça peut lui plaire à elle.
Ce qui lui torturait, c'était le fait qu'il avait pris la décision de s'excuser le soir, et soudain, avant même que ce soir n'arrive, et sans voir son fils malade ou souffrir même d'une grippe, il fit plutôt informer qu'il venait d'être abattu par le canal d'une radio privée locale. Et lorsqu'il arriva sur le lieu, il avait trouvé son fils plein de sang sur son corps. Celui-ci émettait ces phrases : -Ça me fait mal ce que je vois, ça me trouble ce que je vois, ça me rend malade ce qui m'arrive. Si la résurrection existait, qu'elle arrive aussi pour mon fils. Vous qui dites faire des prodiges et miracles, vous appelés pasteurs ou grands prêtres, ou encore prophètes, bishops, archi-bishops et intercesseurs locaux, nationaux ou internationaux, venez ; venez sauver mon fils unique tué comme un assassin, assassiné comme un bandit de grand chemin ; en réalité, il ne mérite pas cette mort, vous avez l'obligation de ne pas laisser mon fils mourir comme un lapin, svp, svp.
Est-ce qu'il y a quelqu'un qui m'entend ? Toi au moins Seguin, tu connaissais mon fils et tu ne dis rien vraiment ! Tu le vois là, et tu ne veux pas le sauver vraiment ? Peut-être tu étais là lorsqu'on l'abattait, n'as-tu pas

Seguin dans un monde perturbé

eu le courage de le défendre ou même de dire qu'il n'était pas contre la révolution ? C'était ainsi que pleurait ce jour-là, à haute voix, le père du fils qu'on avait abattu de sang-froid dans une rue populaire.

J'avais fixé immédiatement après, avec rage, un autre jeune révolutionnaire en passage à côté du cadavre de mon jeune voisin. Et avec tout mon cœur, j'avais maudit le jour où ces gens appelés libérateurs étaient arrivés dans la ville, dans ma ville.
-Qui peut me dire pourquoi cet innocent est mort ? J'avais demandé aux hommes et femmes présents, avant d'ajouter en regardant le père du défunt : -mon cœur est aussi estropié père de Benjamin, je ne sais plus ce qu'est devenue la vie avec ces révolutionnaires. On se fait, par révolution, le plaisir d'offrir à qui l'on veut une arme à feu. Même aux enfants et aux bébés, elles sont offertes. Ils sont présentement partout, dans toutes les rues, tirant quand ils veulent, comme ils veulent, et l'on ne sait quoi faire pour les en retenir. La mort est devenue la chose la plus banale qui puisse exister. En vérité, dès lors que les révolutionnaires sont arrivés chez nous, tout est devenu vraiment rien, la vie toujours banalisée, les hommes et femmes sont tués tous les jours comme des mouches, ils sont effroyablement violés par de vingtaine d'hommes en armes chaque seconde qui passe et personne ne peut oser dire quoi que ce soit. C'est devenu alors normal toutes les extravagances de la société, une sorte de normalisation du mal.
Il y a lieu de se demander sur quel plan nous sert cette libération ? Il y a lieu également de nous poser la question de savoir pour quel motif ces enfants se sont-ils transformés en libérateurs ou ont-ils été transformés en révolutionnaires ? Ces vieillards habitués à la boisson traditionnelle, dits aujourd'hui révolutionnaires adroits, nous sont-ils vraiment d'une utilité ? Ces jeunes, bons pour l'agriculture et l'élevage, pourquoi ont-ils pris les armes ?
Dans une certaine mesure, si nous essayons de l'admettre malgré tout, alors pourquoi ce comportement purement ombrageux et sauvage ? Tout se fait parait-il au nom du peuple, même ton fils inoffensif, dirait-on, qu'il est mort au nom du peuple, pour l'intérêt de la grande victoire du peuple, pour une cause extraordinairement noble. C'est le jargon du moment.
C'est évident, comme je le vois avec leur insuffisance cérébrale, qu'il pense tout manager pour le bien-être du peuple; cependant, chers révolutionnaires d'un certain âge et peut-être il y a parmi vous ceux-là qui ont reçu une certaine formation et qui ne sont pas idiots, vous devez savoir très bien que ce que veut réellement le peuple, c'est son bonheur, son épanouissement, sa

Seguin dans un monde perturbé

fierté et non pas ces morts de trop, ces viols devenus pains quotidiens, cette insécurité permanente et cette absence de paix qui se remarque partout. S'il vous plait, si réellement vous êtes des amis du peuple comme vous le prétendez, faites tout pour que ces enfants sans conscience et sans responsabilité civile, que ces délinquants aux désirs noirs ne soient plus ceux-là qui nous sécurisent tout en nous tuant chaque jour.

En fin, j'avais essuyé les traces de larmes sur mes joues et je m'étais rendu abattu et entièrement confus chez-moi. Au lieu de me reposer et chercher à me consoler, je ne faisais que penser à la réalité du moment.

Je demandais de tout mon cœur l'arrivée de la fin du monde ; ou un truc du genre calendrier Maya compris à ma manière, avec lequel on aurait coup de foudre frappant, neige lactescente enveloppant bizarrement toute la terre, tremblements de terre tuant les malfaiteurs, un terrible déséquilibre du système solaire et enfin, une douce élévation pour les hauts lieux des hommes justes, calmes et corrects.

Je voulais voir arriver ce moment-là, un grand moment où tout s'arrêterait afin que nos souffrances ralentissent, et voir apparaitre une paix qui s'en suivrait aussitôt, ici-bas ou ailleurs ; voir atterrir de manière succulente et inattendue un temps qui allait apporter solution aux présents problèmes, étant donné que l'enfer était ce qu'on vivait, une sorte de vie en l'envers imposée par une génération maudite.

Cependant de l'autre côté, pour les scientifiques observant cette grave situation, une toute nouvelle façon de gérer la cité était bonnement imaginée par ces troubadours, une innovation originale qui valait son pesant d'or venait d'apparaitre chez les terriens. Ainsi dans cette nouvelle approche de gestion de la cité, avec ce grand nouveau courant qu'on qualifierait d'ultra-maximaliste et de très révolutionnaire, seul le révolutionnaire-maire de la ville pouvait s'occuper de la collecte des taxes dans tous les grands marchés de sa juridiction ; c'est ce qu'on pouvait appeler la nouvelle technique de prélèvement, adaptée à l'environnement africain, merveilleusement inventée pour la bonne maximisation des recettes. On voyait aussi de temps en temps le révolutionnaire chef-local, administré en public des fouets à ses gardes ; c'était, s'il faut chercher une qualification, la nouvelle approche disciplinaire dans le domaine militaire. C'était aussi voir le révolutionnaire supérieur qui ordonnait à ses inférieurs hiérarchiques de verser tout l'argent perçu dans toutes les régies financières chez-lui à la maison pour sa bonne sécurité.

Un étranger, précisément d'origine française, qui, depuis vingt ans résidait dans la ville en effectuant du petit commerce, qui en outre ne pouvait plus

Seguin dans un monde perturbé

retourner chez lui par insuffisance des moyens financiers, était toujours tourmenté par ce qu'il voyait et présenta son inquiétude et sa peur à un de mes voisins, un jeudi d'une semaine dite sainte : -Où est partie la tranquillité d'autre fois de cette ville touristique ? Si désormais ce sont ces gens qui vont tout faire, je ferai tout mon possible, même voler pour la première fois, afin de retourner dans mon pays. Aucune personne digne de ce nom ne peut supporter voir à la tête d'un pays des responsables irresponsables, n'ayant aucune conscience, sans aucune notion de gestion de la chose publique, faisant les actions purement idiotes et croient, sans honte, bien faire ou pour simplement des dirigeants motivés par le souci de nuire leurs semblables.

Et si l'on tenait à ce qu'ils disaient à leur entrée, on pouvait s'entendre dans un laps de temps à un changement important dans tous les secteurs de la vie. Mais les heures qui suivirent cette entrée, dévoilaient qu'ils avaient dans les têtes un grand vide ; mais l'on pouvait tout de même se frotter les mains dans une certaine mesure, car l'argent du pays serait désormais entre les mains des gens l'abhorrant. Ce qui faisait seulement peur au début, c'était la peur du lendemain totalement incertain, on n'avait pas foi aux nouveaux maitres, surtout en ce qui concernait leur capacité de faire face aux situations ardues.

22

Plus les jours passés, plus également d'événements très malheureux survenaient, de plus moches aux plus inhumains et c'est chacun qui pouvait pleurer en les subissant ou en les observant. En fait, les choses horribles se passaient toujours dans cette ville mais jamais de ces genres, dans la mesure où tout le monde savait très bien que depuis que Goma existe en tant que ville ou entité administrative, malgré les grands désordres de l'ancien régime et tant d'autres révolutions ayant passé, jamais il y avait autant des paniques, jamais autant des morts par balles n'étaient enregistrées ; jamais il y avait autant de désordres sanguinaires partout. Désormais, depuis la bonne libération révolutionnaire de cette génération, l'on dormait sans savoir comment seront les deux prochaines heures, une incertitude totale sans nom caractérisait la nouvelle vie à Goma.

Quant aux révolutionnaires quelques jours après leur succès militaire dans quelques localités de l'est, l'apparente forte entente entre eux se trahissait de plus en plus. Les gens commençaient à comprendre la vraie couleur des uns et des autres et la grande division entre les composantes commençait à apparaitre au grand jour. Cela montra ouvertement que dans la révolution existait, comme d'ailleurs commençaient à comprendre plusieurs, des groupuscules idéologiques bigarrées, toutes n'avaient aucunement pas la même identité ; les convictions des uns et des autres divergeaient très fondamentalement.

En effet, c'est dans le secret de l'art de guerre selon la révolution libératrice où nous nous plaçons mon frère. Il y avait dans la révolution des résistants mystico-antibalistiques et leurs ainés les forces nudistes, aux pouvoirs blindés, combattant en se trémoussant, en avançant et en hurlant. Ceux-ci ne portaient pas souvent des armes à feu, ils se rassérénaient la plupart de fois, dans différents fronts, de quelques pierres pouvant selon eux, selon leurs convictions, être utilisées comme bombes simplement ou même comme bombes nucléaires.

Il y avait également des combattants surnommés « non peureux », des guerriers considérés des progressistes irrésistibles. Eux se comportaient au front comme des volontaires modernes kamikazes, des gens prêts à mourir pour une cause noble et qui après leur mort, joueraient un rôle déterminant dans le nouveau monde. Ceux-ci croyaient tous à l'incarnation, la mort ne signifiait absolument rien dans la mesure où pour eux, une vie très heureuse suivrait rapidement celle qu'ils pouvaient perdre au combat. Pour eux donc, il fallait à tout prix avancer dans une bataille, il leur fallait faire mouvement vers devant malgré ce qu'ils pouvaient connaître comme pertes en vies humaines.

Et enfin une petite partie, la toute dernière, pouvait être considérée comme celle des convertis. C'étaient ceux-là qui s'étaient débarrassés de tous leurs péchés de jadis et voulaient désormais vivre autrement, une toute nouvelle vie car le lavement sérieux de leurs cerveaux avait abouti à asseoir dans leurs esprits une toute nouvelle vision, celle de militer pour le bien-être collectif dans le cadre de la vision révolutionnaire. Ils se battaient sans aucun signe distinctif.

23

La révolution fit faire que la vie politique soit menée par les civils-militaires, des gens se comportant à la fois comme des civils et comme des militaires ou beaucoup plus on pouvait exactement les appeler les hommes politiques de la nouvelle génération ou mieux, de la toute dernière génération. Plus encore, il était mieux de dire qu'ils étaient les politiciens ultra-modernes connaissant gérer et se battre, mais eux adoraient être appelés plutôt des soldats du peuple. C'étaient des gens, qui tous se croyaient capables de gouverner et de conduire sans aucune faille la vie politique et la vie militaire.

Par Michael UHURU

Seguin dans un monde perturbé

Ils étaient, de ce fait, à la fois grands chefs d'armées et véritables hommes politiques. Ils prononçaient aussi des jugements, une justice qui reposait d'ailleurs sur le public dans sa phase d'exécution. C'était selon eux, la parfaite démocratie pouvant mener à bon port toute révolution et surtout une révolution à l'africaine merveilleusement tropicalisée : -pouvoir au peuple car exercés par des révolutionnaires, des élus naturels, donc venus de la volonté populaire ; justice par le peuple car celui-ci sanctionne seul ses brebis galeuses. C'était la vraie conception de la politique et de la justice pour le bon avancement de la société en pleine révolution, disaient-ils.

Deux jours après, les esprits devinrent surchauffer dans le chef des responsables politiques de la révolution, rien n'était compréhensible dans cette opération de grande envergure ; mais tout de même, l'on avait entendu l'un d'eux tonner à la radio officielle la veille soir : -on doit l'arrêter, il ne peut se permettre de mettre en mal le seul espoir du peuple. Ces déclarations avaient été faites presque six mois après l'entrée triomphale et inoubliable des braves combattants révolutionnaires dans la ville.

Vous chers amis, combattants de la liberté, les soldats du peuple, vous devez sauver la situation par respect pour ce que nous avons en commun, ce souci qui nous amine tous de faire changer les choses, celui d'apporter à notre peuple le bien-être lui volé par ses ennemis pendant trop longtemps. Nous devons retrouver aujourd'hui ce bandit et il aura une punition proportionnelle à son action outrageuse. Combattants, soldats du peuple, vous devez montrer maintenant de quoi vous êtes capables, vous devez tout faire pour arrêter ce traitre, ce voyou qui a osé piétiner les intérêts du peuple, conclut ce jour-là Kabaena, révolutionnaire nostalgique de la tendance pastorale, le protégé privilégié de l'Autorité Morale.

A 18 heures alors, toutes les rues furent investies par les combattants de la révolution, tous en colère. Les coups de balles étaient, sans que personne ne le sache, un signal disant aux habitants de Goma, de quitter sans attendre les rues et ainsi implicitement, chacun avait l'obligation de rejoindre immédiatement son domicile. Les révolutionnaires avaient de la rage folle, ils fouettaient sans pitié ceux qui trainaient encore dans les rues après les coups de feu.

Après cet envahissement spontané des rues par les libérateurs, arriva ainsi un moment où personne n'était plus dans celles-ci, même les chiens dits « Bobolias » avaient cessé de faire mouvement comme ils en avaient l'habitude ; ils étaient, c'est sûr, dans leurs cachettes respectives.

Il y avait de l'inquiétude partout dans la ville, du traumatisme dans tous les

Par Michael UHURU

Seguin dans un monde perturbé

esprits des habitants ; en plus, le pourquoi de cette brutalité des libérateurs n'était connu de personne, seuls les combattants de la libération en savaient quelque chose.

Dix minutes après un calme absolu imposé par les coups de feu, pendant qu'on pensait que finissait la confusion, les cris de mécontentement commencèrent plutôt à venir de partout ; -qu'il y a-t-il encore Ruth ? J'avais demandé à ma femme en tenant fortement ses mains sous mon lit. Est-ce une révolution dans la révolution ? Se poserait cette question la multitude. -Non, non, ça doit être de l'enrôlement forcé des hommes dans l'armée de cette puissante révolution, raison pour laquelle les filles et garçons de 10 à 20 ans crient : -non, ne prenez pas papa, ne prenait pas kaka, pensa par contre ma pauvre femme qui s'essoufflait de plus en plus par sa mauvaise position.
Il n'en était même pas question d'ailleurs, il s'agissait au contraire d'une fouille systématique des ménages, l'on arrêtait tous les hommes possédant des gros ventres dans la ville, on les amenait où personne ne connaissait ; d'où d'ailleurs les cris de désolation des enfants et jeunes voyant leurs pères et grands frères emportés pour une destination inconnue et avec grande brutalité.

En réalité, il s'agissait d'une opération de bouclage faite à la manière de révolutionnaires-libérateurs, ceux-ci étant à la recherche d'un terrible traitre, ayant un très gros ventre, qui au lieu de soutenir l'avancée rapide des révolutionnaires, s'était permis de condamner les actes totalement normaux en les qualifiant d'actes barbares commis par les hommes libérant le pays ; c'était cela qui le fit passer pour un traitre, en relation étroite avec les ennemis du peuple. Alors ils décidèrent d'arrêter tout le monde qui disposait d'un gros ventre dans la ville, afin de le libérer par après, tout en se saisissant de la personne recherchée dans le groupe ciblé, c'est ce qu'on qualifierait de la rationalité révolutionnaire en matière de « traque des traitres ».

-N'ayez pas peur, fit encore Kabaena le lendemain soir à la radio officielle, quand il vint expliquer au public l'importance de l'action de la veille ; cher peuple, n'ayez pas peur. Nous savons que vous vous posez plusieurs questions en ce moment, vous en avez droit, la révolution n'a pas été faite pour vous rendre la vie difficile mais, comprenez que les traitres existent partout et votre seul espoir a été touché par un des opportunistes malheureux. Tenez donc, le ventru que nous recherchions hier n'a pas été

Par Michael UHURU

Seguin dans un monde perturbé

retrouvé, c'est vraiment un virus dangereux qu'il faut détruire avant qu'il ne détruise la révolution ou qu'il ne subisse une quelconque mutation. Vous le connaissez bien, et peut être que vous doutez de ce que nous vous disons. Je n'entrerai pas dans les détails mais je me permets de vous citer une grande bêtise que ce gros porc avait commis il y a peu et cela constitue une preuve tout à fait éloquente de sa connivence avec l'ennemi.

Voyez-vous, lors de la visite de la femme de son excellence le grand chef révolutionnaire dans le nord de la province, le responsable local de la libération, qui après cet incident était urgemment muté à Goma, qui est aussi d'ailleurs la personne incriminée maintenant, n'était pas présent à l'aéroport pour son accueil ; et en plus, il n'avait pas donné des moyens suffisants à son adjoint afin qu'il organise un défilé digne de la femme de son excellence le démocrate, grand soldat du peuple. D'où, tout montre sans aucune ambigüité, que ses actes ont toujours été prémédités et ont toujours visé uniquement à perturber le seul espoir pour le développement et la modernité du pays en pleine libération.

24

Quelques jours après, comme la personne recherchée n'était pas retrouvée dans ce groupe de gros, ils prirent ainsi, très déçus, la décision de libérer les inculpés. Tout Goma les jours qui suivirent, commençait à se vider petit à petit de ses gros, disons de ses ventrus, le régime était désormais au rendez-vous à tous les coups dans la quasi-totalité des ménages ; la mandale de l'office, la viande de porc de Katoyi, le mususru de Himbi, le kasiksi de Virunga, les sauces en soja et en arachide, étaient tous consommés avec grande prudence ou pas du tout consommés dans la majorité des ménages de la ville. Goma semblait dans son ensemble prendre la décision de se débarrasser de ses gros hommes, dans l'unique but de bien cohabiter avec les révolutionnaires apparemment hostiles à cette catégorie graissée ; on pourrait se permettre de dire que seules les maigres personnes pouvaient vivre sans inquiétude sous les espaces contrôlés par la révolution.
En fait c'était la compréhension populaire, surtout de ceux-là qui n'étaient pas au courant de ce qui était à la base de l'opération de grande envergure opérée par les révolutionnaires de cette génération.

Par ailleurs, l'analyse du choix partisan du système économique des acteurs de la révolution permettait de classer ceux-ci également en trois classes, mais largement dominées par deux, toutes deux essentiellement Militaro-Agro-Pasto-Politiques. En fait, mis à part les convertis déjà citée précédemment, ceux-ci venant presque tous des provinces lointaines, donc

Seguin dans un monde perturbé

sans aucune thèse défendue ; il y avait deux grandes tendances dans la révolution, la tendance strictement agricole (culture champêtre) et la tendance essentiellement pastorale (élevage des vaches et chèvres), bien entendu même si tous semblaient être en parfaite communion avant que cet événement considéré de terrible n'arrive.

En effet, cette libération révolutionnaire qui ressemblait à une union sacrée à son arrivée, un mouvement qui faisait croire que toutes les actions étaient orientées vers un idéal collectif heureux commun, avait tristement aussi des grandes failles.
L'événement déclencheur de la tension était la mort du grand révolutionnaire, de la tendance agricole, la première de deux grandes composantes de la révolution. En réalité, cet événement n'était que la goutte d'eau qui occasionna l'inondation, pensaient plusieurs et moi. La tendance pastorale quant à elle, la seconde, semblait bafouer cet assassinat, considéré d'ignoble par la première ; ce qui heurta profondément la dite tendance.

De temps en temps, cette deuxième ne manquait pas présenter de la plaisanterie enveloppée de dédain à l'endroit de leurs alliés, à la place de la compassion méritée, elle disait : -nos alliés doivent dire la vérité, pourquoi doivent-ils continuellement évoluer dans le mensonge ? Ils savent eux-mêmes qui a tué leur soit disant « « grand révolutionnaire ». C'est un peu comme une femme qui tue son mari infidèle la nuit et pour faire voir au monde entier que son voisin, qu'elle a toujours détesté, est un monstre, elle fait tout genre des manœuvres la nuit et dépose sa dépouille devant sa porte. Mais, la vérité ce qu'elle a tué son mari pour son infidélité, qui du reste, ne mérite pas la sanction « mort » ; mais pour la diabolisation de l'autre détesté mais bon voisin et proche de la famille par sournoiserie depuis longtemps, c'est lui qui devient porteur du crime ignoré et inconnu. Nos alliés doivent savoir que nous connaissons leurs haines et querelles internes et doivent de ce fait s'assumer dans toutes les bêtises qu'ils commettent les uns contre les autres.

De l'autre côté, tous les esprits furent surchauffés par ces déclarations qualifiées d'insultantes et de provocatrices par la tendance strictement physiocratique. Ils réagirent ainsi en ces termes, durement le lendemain : -comment l'on peut assassiner un si grand combattant de la révolution et que nos alliés négligent ? Sans nul doute, ils doivent avoir quelque chose avec ce meurtre. Nous avons l'obligation de voir clair, sinon nous risquons

Par Michael UHURU

Seguin dans un monde perturbé

de nous faire tuer chaque jour par ceux-là qui sont supposés évoluer avec nous ; leur manque de compassion et cette moquerie affichée montrent clairement qu'ils sont pour quelque chose dans cet assassinat, et s'il s'avérait après nos vérifications qu'ils y sont pour quelque chose, là nous n'aurons rien d'autre que de venger la mort de Ngirito ; menaça son ancien bras droit, très choqué, le combattant le plus influant de la tendance en deuil, dans une réunion restreinte de commandement aux environs du cimetière « Gabiro ».

Le soir de vendredi, les coups de balles retentissaient de partout à partir de seize heures, une situation malencontreuse se vivait alors ; c'était deux jours après la mort du grand guerrier de la tendance agricole.
Et plus tard dans la soirée, la guerre fut déclarée de part et d'autre. Les révolutionnaires se battirent ainsi entre eux pendant 2 jours, et ces deux jours de durs combats avaient suffi également pour que la solution au différend soit trouvée, c'était avant même que la situation ne s'empire davantage.
Cependant, il arriva ensuite quelques jours après, malgré cette accalmie hypocrite et trompeuse, un moment où les deux tendances ne voulaient plus évoluer ensemble, la volonté de scission était au cœur de deux tendances, l'éclatement de la révolution se voulait aussi bien chez les bergers (partisans de la thèse pastorale, anciens bergers et adhérents) que chez les partisans et défenseurs de la thèse agricole, les anciens agriculteurs et adhérents à la dite thèse.

Dans les rues, à chaque passage d'un convoi d'une tendance, les grimaces d'attaque se faisaient manifester dans le camps adverse aux vus et aux sus de tous; mais tout finissait miraculeusement par un calme apparemment imposé par quelque chose ou quelqu'un ; peut-être que cette réserve de faire tout basculer était dû au respect que toutes les deux tendances portaient à celui-là qui était véritablement leur Autorité Morale, une sorte de centre décisionnel respecté pour tous les deux camps.
Il semblait en outre que personne ne voulait trahir sa confiance car si vraiment ils pouvaient avoir de grands cœurs, ce qui est possible pour tout homme normal, cela ne pouvait jamais être réel chez les présents révolutionnaires, ils étaient capables de faire un certain nombre des choses acceptables ou même présenter un comportement responsable bien sûr, cependant pas celui de rester unis dans de telles circonstances, ils étaient incapables de taire leur antagonisme aussi vite et facilement.
Très noir était devenu l'environnement Gomatracien pour faire effroi et

Par Michael UHURU

comme si cela ne suffisait pas, rien aussi de bon ne venait si vite pour soulager les peines endurées. De plus en plus, certaines gens semblaient s'habituer avec ce qui se passait. L'inquiétude, la peur du lendemain et l'insécurité, les viols, tous étaient devenus presque normaux.

Chacun pleurait chez-lui, en cas de durs événements, accompagnés de ses proches amis et familiers, venus compatir avec lui et demain la vie continuait pour les autres, donc seules les personnes touchées et consciencieuses restaient véritablement inconsolables ; les cicatrices douloureuses demeuraient toute leur vie.

La cruauté vécue dépassait l'imaginable mais pour les autres, violer toute une famille, découper un être humain comme du pain, massacrer ou bruler vif, faisaient partie de la nouvelle vie, c'était des choses qui se consommaient facilement au fur et à mesure.

26

Les jours suivants, les gens commencèrent à constater que les erreurs commises par les anciens dignitaires se commettaient aussi et semblaient d'ailleurs prendre de l'ampleur. Les nouvelles formes de criminalité naissaient et s'amplifiaient chaque jour davantage. Finalement les saints d'autre fois commençaient aussi à rêver la vie à l'américaine.

Ainsi depuis un moment, tous les grands de la révolution sentaient du parfum dernier cri sur leurs corps et ce en remplacement de la permanente fumée qui venait tous les jours de la viande des bêtes sauvages cuites lorsqu'ils étaient encore en brousse ; leurs sueurs étaient devenues vraiment en lait.

Ils avaient oublié les critiques de jadis, les maisons nouvellement construites par eux poussaient comme de champignons à l'intérieur du territoire révolutionnaire comme à l'extérieur proche.

A tout moment où la population voulait réclamer ses droits sur la sécurité que doit lui offrir l'Etat, des réactions dures de la part de la Bouche Autorisée de la révolution ne tardaient pas : -même aux Etats-Unis, les gens sont tués et violés tous les jours ; en Afrique du sud, là n'en parlons pas ; pourtant tous deux, des pays bien gouvernés et dits sérieux. Si vous doutez, je me permettrais de vous amener des chiffres éloquents prochainement afin que vous compreniez la réalité du monde cher peuple très aimé.

Mais vous, avec cette petite insécurité, que d'ailleurs nous allons bientôt maitriser, vous voulez crier en exigeant que la révolution vous apporte la quiétude du paradis ! Peuple, vous devez cesser de rêver, nous ne sommes pas encore au paradis où tout doit se faire avec perfection et dans le bon. L'ancien régime avait tout ruiné, vous devez être patients et comprendre d'où nous venons pour avoir un jugement correct et apprécier objectivement les bienfaits de cette révolution ; ne soyez donc pas naïfs. C'est sûr que vous ne voyez pas du changement dans votre vécu quotidien mais, sans aucune arrogance de notre part en ce qui concerne nos immenses réalisations, il vous suffit seulement de voir comment la ville grandit, comment les maisons en durs pullulent pour se rendre compte de l'importance de la révolution.

Avant, souvenez-vous, tout allait ailleurs mais désormais nous laissons à chaque ville libérée consommer ce qu'il produit, voyez-vous que nous sommes prioritairement préoccupés par la répartition équitable et équilibrée des richesses entre provinces, villes et territoires, la solution aux problèmes sécuritaires suivra après. Il concluait souvent ce libérateur : la solution aux problèmes de la société exige aussi pour les dirigeants responsables la notion de priorités, savoir s'occuper entièrement d'un secteur avant d'entamer le second ; voilà une des notions de la gestion de l'Etat que n'avaient pas les anciens aventuriers.

27

Les jours passèrent et il arriva vers mi-novembre, un moment où le leader dit « maximum » de la révolution ne paressait plus publiquement, c'était un leader choisit par les sages de la révolution après diverses transformations et c'est tout le monde qui le voulait déjà mort ou souffrant d'une paralysie ou atteint par une schizophrénie ou enfin soit plonger dans un état d'incapacité totale, le voir par exemple incapable de prononcer même son nom car attrapé par une crise terrible. En fait, je ne voulais plus du leader dit maximum, je lui voulais tous les malheurs du monde.

Un journaliste, dans une autre conférence de presse organisée par la Bouche Autorisée de la révolution, celle-ci qui adorait passé à la télé, posa sa question à son excellence : -où se trouve le leader maximum pour le moment ? Il y a presque deux mois qu'il n'ose rien dire, que ce soit à la télé ou à la radio et dans tous les journaux il n'apparaît pas. Bien sûr, il est connu de tous que c'est un homme discret, distant, qui ne parle pas trop mais ne pas apparaître pendant un long moment comme ça, pousse les uns et les autres à croire qu'il serait malade et se trouverait en traitement dans un hôpital à l'étranger ; en Chine ne manquent-t-ils de préciser. Cette rumeur se porte bien dans toutes les villes en territoire libéré.

-Monsieur le journaliste, répondit, avec insolence, la bouche autorisée (en fait, il n'aimait jamais être appelé porte-parole), le leader très maximum va bien, je dirai très bien même. Vous savez tous qu'il n'aime pas se faire voir pour ne rien faire, il a toujours voulu être là où le concret est en train d'être

Seguin dans un monde perturbé

fait et non passer son temps en train de s'imaginer des scénarii d'apparition radio ou télévisée. Je sais que vous vous posez cette question parce qu'il n'a pas voulu se faire filmer il y a trois jours, à la pompe funèbre de son cousin, confirmant ainsi selon vous, qu'il serait réellement malade.

Mais je vous dis qu'il était bel et bien là. Vous savez, notre leader a été touché par cet événement terrible, il était troublé je vous informe, il pleurait même et vous voulez qu'on filme un grand leader comme celui-là en pleurant ? Non, soyons sérieux quand-même, le peuple ne peut vouloir voir son chef très aimé pleurer. Voilà pourquoi on ne l'a pas filmé.

Je vous assure que le chef va très bien, je l'ai vu moi-même hier dans sa ferme à Sake, conduisant seul sa voiture Mercedes. Le leader veut la modernisation du territoire libéré, il passe tout son temps en train de réfléchir sur le bien-être social de sa population. Vous savez aussi qu'il est respectueux des institutions légalement établies, il ne veut pas influencer le bon déroulement des activités électorales au sein du parlement avec les députés nouvellement choisis pour parler au nom du peuple, il veut que nos parlementaires choisissent leur président en âme et conscience ou librement, sans qu'on ne dise qu'il aurait fait ceci ou cela. Voilà dans l'ensemble le pourquoi de son actuel silence et de son absence dans les médias.

En fait, en suivant la Bouche Autorisée, on ne se rendait que compte de sa négligence envers la population, il la prenait pour un ensemble des gens sans aucune intelligence, sans importance, incapable de réfléchir sur n'importe quoi. D'où pour lui pendant ce moment, le fait du leader de ne pas présenter à la télé ou à la radio constituait une preuve éloquente de sa volonté de ne pas vouloir influencer les députés dans leur choix.

Cette Bouche Autorisée de la révolution ne manquait pas de blesser, par ses dires, chaque jour ceux-là qui l'écoutaient accidentellement ou volontairement, mais ceux-ci n'en pouvaient rien, ce qu'il disait était à prendre ou à laisser ; d'aucuns ne pouvaient manifester un quelconque désaccord, il fallait ainsi admettre que la révolution dénouait d'abord le problème de la répartition de richesses, le peuple n'avait autre chose à faire que de patienter en ce qui concerne leur sécurité et celle de leurs biens ; il le fallait car la bonne révolution n'avait pas les moyens de tout résoudre au même moment. Il fallait en plus accepter que le leader maximum fût un grand respecteux des règles de jeu établies, son absence dans les médias constituait ainsi la preuve irréfutable de sa volonté de ne pas vouloir

Par Michael UHURU

interférer dans les affaires parlementaires.

L'on ne comprenait par ailleurs plus rien des événements qui se déroulaient sur l'étendue des territoires anciennement libérés, ou nouvellement libérés et ou encore incessamment conquis. Dans plusieurs localités aux alentours, une révolution était au départ et une autre naissait d'elle juste après. Et souvent de la dislocation de la nouvelle née, au moins une dizaine des tendances révolutionnaires apparaissaient au même moment ; mais miraculeusement, avec le concours de l'autorité morale que personne ne connaissait au départ, une formule était toujours trouvée afin de regrouper et remettre ensemble les groupes révolutionnaires apparemment en conflit.

On attendait ainsi parler de la communion salutaire, tantôt de l'intersection, souvent de l'unification ; soit encore de l'embrassade intense et intégrale, du mixage d'or, du collé-serré patriotique, du brassage idéaliste, de la croisade renforcée, ainsi de suite, c'était une sorte de révolution sur révolution continuelle.

Les unités changeaient de noms à chaque opération d'union, l'on parlait successivement des brigades mystiques, des commandos dangereux, des régiments sanglants, des légionnaires pointus, des brigades métissées et les principaux acteurs de la révolution se ressemblaient toujours. Personne ne pouvait comprendre ce qui se passait, c'est possible qu'il s'agissait même de mêmes acteurs qui faisaient tout pour diviser d'abord et rassembler ensuite.

On croirait, sans moindre doute, que ceux-ci pouvaient facilement se transformer en révolutionnaires protecteurs des droits du peuple, en révolutionnaires montagnards et bergers, en révolutionnaires défenseurs des lacs riches en gaz et des rivières poissonneuses, en révolutionnaires de la défense locale et ce afin de toute évidence, de s'adapter aux changements des situations, lesquels changements provenaient de quelque part et ceux-ci malheureusement, coûtaient souvent chers à la population non armée, impuissante.

28

Les mœurs changèrent davantage et très dangereusement dans les territoires sous contrôle de la révolution. Les jeunes filles, qui depuis longtemps, ne voulaient jamais s'approcher des hommes très âgés en intimité, en prenaient cette fois-ci courageusement à tout moment et en tous lieux sans la moindre hésitation. La pédophilie combattue légèrement jadis devint normale avant qu'elle ne soit implicitement normalisée les jours suivants ; car l'on voyait dans toutes les rues des révolutionnaires ardemment

Seguin dans un monde perturbé

emportés par la bière, accompagnées de fillettes surnommées depuis lors de « mtoto ndongo » ou « kamuke sukali » et finalement ce nouveau style relationnel fut pris comme bon exemple par toute cette génération comportementale, idéologique ; tous les vieux de zones libérées ne voulaient plus de leurs femmes emportées par des rides, ventrues et atteintes par des déformations de tous genres.

Des langages nouveaux se produisirent partout, les hommes et femmes, mariés ou pas, se disaient éternellement « agents libres ». En outre, dire après quelques jours « monsieur le révolutionnaire » devenait une offense impardonnable, il ne fallait jamais oublier de précéder cette formule « monsieur le révolutionnaire » par un signe de grand honneur et respect :« excellence » ; car, s'expliquait-il, que c'était la nature qui avait tout voulu et tout fait, donc aucune bouche sous la révolution ne pouvait, même par omission, ne pas le prononcer, et si cela parvenait à se réaliser, l'on ne pouvait que présenter des excuses à la radio le matin et à la télé du peuple le soir et recevoir comme punition un certain nombre des fouets au-devant avant d'être relâché parce que pardonné.

Pendant ce temps, les jeunes gens grandissaient ayant à l'esprit insanités et immoralité salement dangereuses. A la faculté, dans les écoles tant publiques que privées, partout dans la ville, le slogan devint directement : « tu n'as pas d'argent garçon, n'ose pas draguer ; si tu ne peux en trouver dans l'avenir, sachez que les couvents sont de plus en plus vides, allez-y ; mais vous en y allant, en prenant l'argent des fidèles, n'en faites pas vos moyens de dragues imbéciles comme vos ainés. Jeune homme démuni et naturellement fauché, ne sais-tu pas que nous avons désormais nos bruns révolutionnaires offrant bagues en diamant, bijoux en or et des enveloppes pesantes à chaque coup ?».

Désormais, des jeunes gens et même des vieillards, pouvaient s'embrasser chemises ouvertes partout où ils voulaient, c'était une même génération en esprit. L'on ne se cachait plus donc. L'on vivait une sorte d'occident hyper modernisé dans un tiers monde misérable mais dit en pleine révolution industrielle, sociale, psychologique, etc.

Les chantiers abandonnés ou non, dans différents quartiers de la ville, devenaient de bels endroits pour les actes blâmables et de toutes les façons, comme semblait dire la plupart des gens de cette génération : -un petit coup sans aucun paiement à l'endroit du maitre d'hôtel était toujours plus intéressant, comparativement aux lieux dits appropriés, lieux où la gratuité est inconcevable. De plus en plus, des maisons en chambres louables étaient en croissante augmentation et des maisons « vite fait » en

Par Michael UHURU

abondance.

Les lieux comme les églises, autrefois considérés d'inviolables, subissaient quotidiennement des incursions d'hommes armés dits en langage du tiers monde en mutation « non autrement connus », comme si le français était devenu une des langues africaines, très correctement maitrisée que maintenant les Français n'avaient autre choix que de venir se renseigner là pour assurer la survie de leur académie et leur langue.

Des alimentations noires poussaient comme des champignons chaque jour. Des coins et recoins pour une certaine catégorie étaient visibles partout dans la ville. Certains parents, certains enfants, certains vieux et vieilles, commençaient à négliger leur culture des cultes de dimanches ; tout le monde attendait que son ami l'invite pour une buvette quelque part dans la ville et ça s'appelait depuis lors « une ligne », verticale ou horizontale, personne ne le savait.

Le rêve de la grande partie des Gomatraciens devint ainsi celui de sortir, de prendre un sucré, un repas ou une bière bien glacée quelque part. Facilement, tous les jours de la semaine, les gens quittaient leurs travaux à tout moment pour la bière, le sucré et quelque fois pour la drogue. Goma vivait alors, s'il faut le dire, sa grande époque de modernité en pleine révolution, pendant la dominance d'une idiote génération n'ayant aucune frontière en termes d'âge.

De plus en plus, les fêtes, les cérémonies de deuils, et autres manifestations, exigeaient souvent des tenues similaires. Oh Goma ! Comme tu changes aussi vite ! Je m'étais dit un jour en voyant manger dans la buvette appelée « moi et toi » un groupe d'étudiants hommes et femmes ivres-morts ; l'amour n'a plus son sens fondamental, l'argent passe désormais avant tout. Tu n'as rien, tu ne peux aimer personne, la beauté masculine n'existe plus, le seul déterminant actuellement c'est l'argent et du n'importe quoi.

Un jour, mon cousin Baudouin, venu pour me réconforter, et qui avait presque vingt ans, m'avait dit qu'il s'était permis de draguer une fille dite « VIP », c'est un langage des filles des pays en voie développement signifiant une demoiselle qui n'aime que de bels endroits, argent et ayant une renommée noire. Il avait dit qu'elle avait une rondeur massivement exagérée mais tyrannique. Il dit : -J'étais très sûr de mes sentiments Seguin et j'avançais vers la fille avec confiance. Je tentais la chance de décrocher un rendez-vous avec elle le jour de noël dans un grand bateau privé. J'avais avalé une bouffée d'oxygène avant de m'exprimer très doucement encore :
-je te vois où, d'ici deux jours, non, non, lorsque tu le voudras ? La fille

Seguin dans un monde perturbé

m'avait répondu : -tu connais mon yoyo, j'adore ce restaurant chic situé au bord du lac à côté de la piscine du révolutionnaire Kabura, trouve moi là demain à 20 heures si tu veux. Je serai heureuse de te voir là, avait-elle ajouté avec sérénité.

Elle m'avait fixé pendant un bon temps, puis elle avait motivé le pourquoi de son choix : tu sais, j'adore cet endroit-là car c'est calme et beau, la cuisine a toujours été bien faite et jamais des gens de la basse classe y pénètrent. Elle avait conclu enfin : -je pense te voir là demain, je sais que tu viendras pour me voir chouchou, ça sera un grand plaisir pour moi de voir tes petits yeux d'un jaune farouche, hein, il faudra venir pour moi ; si tu l'oublies, je te haïrai pour toujours.
Un resto au bord du lac, s'était inquiété mon jeune cousin sans parole émise : -où est-ce que j'aurai de l'argent avec quoi m'acheter même un tout petit plat ? Où est-ce que je peux voler une somme pouvant me permettre de me taper ce lux du bord de lac ? Vraiment tout à changer à Goma, on ne peut plus rien sans argent, avait-il conclu étant déçu et confus et en rentrant chez lui.

De plus en plus à Goma, les anciennes habitudes du passé étaient oubliées par la présente génération, une génération impossible à cerner par l'âge. En effet depuis longtemps, Goma défendait ses filles de sortir la nuit. Dans la plupart des ménages, il fallait qu'elles soient à la maison avant dix-huit heures. Mais depuis un temps, grâce à la révolution de cette génération, il y avait plus de filles que d'hommes dans n'importe quel endroit où la bière ou n'importe quelle boisson se consommait à des heures très tardives.
L'on pourrait naïvement se permettre de dire que la révolution avait apporté un plus dans l'émancipation de l'autre sexe au Congo-est. En fait s'il faut le dire, il n'y a jamais eu d'arguments et de raisons convaincants qui pouvaient expliquer le fait qu'il était permis uniquement aux hommes de se dérider à tout moment et non pas leurs collègues femmes, si ce n'était seulement la résultante de l'égoïsme masculin ou une sorte de supposition consistant à considérer la femme d'être faible méritant la protection de son partenaire homme.

Aussi avec cette révolution, les choses autre fois sacrées se banalisaient. Jadis, non, il y a peu d'ailleurs, facilement l'on pouvait dire que la vie des hommes et femmes était inviolable et il y avait nécessité qu'elle soit respectée par tous. Aucune personne n'avait le droit de l'ôter ou de la négliger. Mais de plus en plus, depuis l'arrivée des révolutionnaires, vraiment faisant partie de cette génération, soutenue par des gens sans cœurs, aussi de cette génération des cons, la durée qu'allait prendre la vie d'un humain était devenue leur propriété exclusive, ceux-ci décidaient de la mort de X ou de Y et ils étaient superbement capables de donner toutes les précisions sur les actions qu'ils devraient mener pour parvenir à cette fin, faire disparaître la vie de la personne humaine.

Aisément, on entendait dire un soldat de la révolution en public, en s'attaquant à n'importe qui : -toi malade, idiot, tu crois être qui ? Ça me demande quoi mettre fin à ta petite vie ? Je peux te tuer maintenant ; je le dis sans aucune honte, tu n'es rien, n'ose même pas répliquer car le faire c'est me dire de toucher à la gâchette. Sais-tu que tu n'as rien et ta mort ne peut troubler personne dans la ville ? Voyou, tu connaissais N'enga je pense, tu le connaissais c'est certain, il était très connu dans toute la ville, d'ailleurs il faisait peur aux gens lui, mais où se trouve-t-il aujourd'hui ? Alors toi microbe, fils d'un grand pauvre paysan, te tuer c'est quoi ? Tu sais microbe, je vais te dire le secret du pouvoir, sache ceci : le pouvoir c'est le sang, ok? Tu as intérêt à dire ok toi aussi. Souvent ils demandaient à certaines victimes d'enterrer leur membre tué par eux sans une larme coulée et perceptible, sans manifester un quelconque regret.

29

Plusieurs jours passèrent, subitement, les révolutionnaires annoncèrent publiquement que la lutte contre le Sida figurait dans les objectifs de la révolution de départ et   précisèrent aussi que si les moyens étaient suffisants, ils auraient déjà aidés cette catégorie de la population. Cette information incita un groupe dit « club des amis du Congo » à prendre la décision de financer cet objectif révolutionnaire jusqu'à peu inconnu.
Comme les moyens faisaient défaut localement, quand ils encaissèrent la somme, un communiqué de son excellence le soldat du peuple passa à 12 heures à la radio, celui-ci disait que les personnes vivant avec le VIH allaient désormais bénéficier de l'assistance de la caisse révolutionnaire. Le programme ainsi arrêté par le soldat du peuple, mentionnait que la distribution des vivres se passerait chaque vendredi à l'université publique de la place.
Lorsqu'arriva vendredi, premier jour de la distribution, une bonne partie de Gomatraciens devint directement PVV ; en fait la pauvreté avait fait que tout le monde puisse se présenter dans cette université afin d'accéder aux vivres offerts par la libération.

Par Michael UHURU

Seguin dans un monde perturbé

Cela se passait sans aucune honte, on voyait des étudiants avec leurs sacs prêts à recevoir le don, les enseignants en entente, les fous dans l'allégresse et les sans-emplois semblant soulagés, tous transformés en PVV car en quête de la nourriture. A Goma, on pouvait tout accepter pour avoir de quoi mettre sous la dent, se faire passer pour un PVV ne pouvait aucunement gêner. Vendredi était devenu le jour où l'on pouvait facilement voir tomber la manne du ciel, c'était devenu de loin le jour le plus heureux pour un grand nombre des ménages de la ville.

Le temps paraissait passer plus vite que d'habitude, les choses nouvelles apparaissaient sans qu'on ne s'y attende. Les gens se tourmentaient souvent, mais ceux-ci finissaient par s'adapter à ce qu'il leur paraissait d'impossible au départ. Si avant, les voisins, frères et connaissances pleuraient par regret ceux qui les quittaient suite à la mort ; mais depuis un temps, un lieu de deuil ressemblait parfaitement à un super endroit d'inoubliable festin, une fiesta où les différents aventuriers se retrouvaient pour savourer la bonne vie nocturne. La danse, la bière, la drogue, les chants, même le mariage passager étaient tous au rendez-vous pendant ces moments ; certains y allaient pour une chasse aux épouses.

29

Des semaines passèrent et le vendredi, au mois de mars, arriva avec pompe, c'était le jour anniversaire de la grande nomination à la tête de la région du nord, du révolutionnaire de la tendance agricole, branche nationaliste, nommé Julio, et je figurais miraculeusement sur la liste des invités à la grande fête du chef local de la révolution, en sa résidence officielle au centre-ville.

Il y avait toutes les couches de la population à cette fête, j'y avais vu les pauvres scientifiques d'universités, les grands politiciens de la révolution, les parlementaires nommés sur base de leurs expériences, les chanteurs de tous les styles musicaux venus des territoires libérés, des commerçants de la ville et d'ailleurs ; en fait tout le monde était là, l'argent obtenu récemment par les révolutionnaires dominait largement la raison.

La personne ayant dit que : tu as l'argent, tu as tout, n'avait pas tort dans certains cas. En vérité, c'est chacun qui savait que le chef local n'avait rien à présenter comme bon bilan de gestion, mais paradoxalement ce jour-là, les hostiles silencieux au chef local de la révolution, des gens très raisonnables, des élites de tous bords, tous sans exception étaient là en train d'applaudir malheureusement un homme qui disait ouvertement des choses ridicules et amphigouriques du genre : -grâce à moi, les hommes et femmes se marient officiellement aujourd'hui ; grâce moi, les musiciens chantent bien et sont sollicités de partout ; toujours grâce à moi, il y a eu

Par Michael UHURU

144

Seguin dans un monde perturbé

construction des toilettes publiques modernes à Goma, celles-ci pouvant accueillir chacune sept à huit personnes. Finit le tourment dans la ville de Goma, le dérangement de certains ménages fait partie du passé aujourd'hui, ceux-ci qui subissaient, comme vous le savez, des incursions des gens inconnus pour des besoins de soulagement chez eux. Personne ne pourra plus aller en brousse pour se soulager dans beaucoup des villages où nous avons fait la même chose. Grâce à moi encore, je venais de l'oublier, la culture et idéologies révolutionnaires touchent toutes les couches de la population.

Vous comprenez avec moi que le chemin pour le développement est désormais balisé, la situation tant économique, social que financier s'améliore chaque jour davantage, les espaces sous contrôle de la révolution vont donc mieux. Mes œuvres sont énormes et immenses chers amis, seuls les aveugles ne voient pas.

Je vous le dis aujourd'hui et je mets quiconque qui le veut en défi en disant ceci : jamais il n'y a eu autant d'actions avant moi dans cette région que j'ai l'honneur de conduire et d'ailleurs dans toutes les régions des territoires en pleine révolution. Il m'est important, pour vous convaincre, de souligner ce qui n'avait jamais été fait depuis plusieurs années dans nos territoires, la construction de géants ponts. En fait, les ponts en bois dur et en fer sont jetés tous les jours dans différents milieux des zones contrôlées par nous.

Il vantait avec grande détermination les réalisations dont lui-même connaissait le sens réel et les lieux où elles étaient réellement faites. Mais comme c'était à la révolution l'argent donc tout l'argent ; eh bien, les pauvres qui étaient les autres ne pouvaient qu'applaudir un des riches qui avaient eux seuls les droits à la parole et détenaient tous les pouvoirs de vanter leurs bonnes actions réalisées en rêve ou effectivement.

30

Pendant cette période, quelques jours après le discours bilan du chef local, être riche devint une quête de certaines personnes. Les hommes et femmes, enfants et vieux confondus, voulaient uniquement une vie guidée par l'immédiateté, il fallait à tout prix être riche comme Julio le nationaliste de la tendance agricole ; pas demain, le même jour et rien que ce jour-là.

En fait, le brutal changement du niveau de vie des révolutionnaires avait fini par exciter les envies de beaucoup ; donc en réalité, le temps et l'âge n'avaient plus aucune signification avec la révolution, la richesse était à

Par Michael UHURU

Seguin dans un monde perturbé

obtenir à tout prix par tous et le même jour où l'on en ressentait le désir.
À part les rares personnes qui gardaient encore leur intégrité dans certains domaines, la majorité était envahie par ce phénomène d'argent facile.
Des événements insupportables devinrent courants un mois après, les corps sans vies se ramassaient tous les matins dans les rues, d'autres cadavres nageaient sur le lac par milliers les dimanches ; aussi l'importation et l'exportation des vendeuses de sexe était reconnues, promues et faisait partie du commerce transfrontalier désormais.

Tout ceci montrait clairement que même si l'on pouvait pleurer pour quelque chose de dramatique, même si l'on avait du chagrin pour quelque chose de fondamental touché ou empiété ; avec la banalisation actuelle, il y avait personne au haut niveau de la classe dirigeante et voisins, non pour cette génération des malades, pour le comprendre dans son vrai sens. Les choses dramatiques arrivées sous différentes facettes chez plusieurs personnes, les mariages les plus durs s'effondraient par contamination de cette génération, les hommes dits forts disparaissaient facilement, les valeurs africaines cédaient à la barbarie inimaginable, rien alors n'augurait un avenir heureux aux habitants de la ville de Goma.
Ce qu'on pouvait espérer malgré tout, c'était l'apparition miraculeuse d'une vie normale ; les gens espéraient que même si les pires se vivaient, les bonnes pratiques devraient d'une manière ou d'une autre arrivées. Il fallait que cela arrive pour que soient soulagées les peines endurées par les uns et les autres.
Les jeunes gens ne pouvaient plus facilement sortir à Goma avec des jolies filles sans avoir de l'argent. Il était courant d'entendre dire une fille ou même une femme mariée : que ferai-je avec la beauté d'un homme dépourvu ? Si elle est une nourriture, amenez la-moi pour que je la bouffe crue et je peux donc en avoir besoin. Si je ne peux la manger, et comme elle ne peut me procure de nouvelles acquisitions ; à quoi elle peut me servir alors ?

Quelques deux semaines après, le partage de richesses entre révolutionnaires commença à poser problème au sein de sa classe dirigeante et le tribalisme politique fut aussitôt prôné par tous les hauts placés. C'est chaque membre d'une ethnie, faisant partie de la révolution, qui voulait diriger uniquement son terroir d'origine et chacun d'eux voulait être gardé seulement par ses propres frères.
Plus les jours passaient, plus le tribalisme prenait aussi de l'ampleur. Les convertis dont les terroirs d'origine se trouvaient loin, étaient plongés

Par Michael UHURU

Seguin dans un monde perturbé

immédiatement dans un total isolement. Ce comportement avilissant affecta quelques jours après tous les secteurs de la vie des territoires sous contrôle révolutionnaire.

Avec cela, le bonjour dans la ville était remplacé par « de quelle ethnie tu es» ?, et facilement cela permettait d'aimer ou de haïr directement la personne interrogée. Dans les différentes entités publiques dites régies financières, la mortalité des travailleurs prit aussitôt de l'ascenseur, les accidents vasculaires cérébraux devinrent la populaire et principale maladie causant la mort ; parait-il que certains poisons importés étaient à la base de ces malheurs.

Certains leaders de la révolution désiraient, dans le but d'arrêter ce conflit, qu'on transforme les entreprises publiques en entreprises communautarisées, où chaque ethnie piloterait seule et le personnel n'en serait que composé de la seule ethnie du chef dirigeant. Pour eux, cela avait la force d'éteindre le feu brûlant les communautés forcées de vivre ensemble dans les entreprises publiques créées par les anciens régimes : révolutionnaire populiste, révolutionnaire des rivières et lacs poissonneux, révolutionnaire des dates célèbres, etc.

La situation devint les jours qui suivirent infernale ; la colère se lisait, sans aucune raison convaincante et valable pour les observateurs, sur les visages de la population et beaucoup plus sur ceux de la majorité des dirigeants de la libération-révolution. La haine, l'antipathie, le rejet de l'autre, la séparation, toutes ces antivaleurs se faisaient sentir dans tout le comportement des habitants et les révolutionnaires de Goma et d'ailleurs, tous emportés par cet esprit tribal, une des caractéristiques principales de cette génération.

Sous ce rythme, la révolution se disloquait petit à petit, personne ne militait plus pour son unité, le communautarisme en base ethnique tuait l'essence même de la révolution, si elle en avait au moins ; la scission se consommait sans coup de balles jusque-là tirés entre les unités ethnicisées de la révolution.

Chaque jour, les accusations venaient de tous les bords, les uns accusant les autres des rebelles, des insurgés, des perdus idéologiques, des communautés barbares, des extrémistes, des ethnies rétrogrades, des étrangers envahisseurs, etc.

C'est chaque révolutionnaire qui voulait travailler où étaient les siens, dans son territoire d'origine, avec ceux-là parlant comme lui et sentant son odeur. Pendant des heures entières dans la ville, sortait de toutes les bouches les mots à caractère tribal. Au travail, certains ne se saluaient plus

Seguin dans un monde perturbé

de peur, il ne restait que cela ne puisse atteindre les différents quartiers de la ville, car il n'existait pas encore l'idée de séparer les quartiers en sudistes ou nordistes, ni en pastorales et agricoles.

Quelques jours après, des combats terribles furent signalés d'abord entre Rushuru et Lubero avant qu'ils n'atteignent plusieurs autres coins des cités libérées. Les hommes armés vainqueurs et vaincus tuaient non seulement leurs ennemis armés mais également ceux-là non armés ; ils étaient tous assimilés aux adversaires. La tension montait d'écran chaque jour qui passait, les morts se comptaient par milliers, les déplacés internes devenaient très nombreux et parcouraient des centaines de milliers de kilomètres à pied chaque jour en quête des zones sécurisées.

L'inquiétude, la peur et la désolation étaient devenues la vie de tous les jours, personne ne disait plus rien. Les choses prenaient d'ampleurs monstrueuses, les idées haineuses dominaient la majorité des révolutionnaires. Des choses insupportables se vivaient tous les jours tels que des enlèvements, des tueries ciblées et ce qui gêna plus les esprits, fut les distributions tribales, dans plusieurs localités, dans le territoire du sud aux civiles, des armes lourdes et légères, de munitions de guerre, des lances roquettes, des mines anti personnelles et des grenades russes et ukrainiennes. Cet avilissement de la situation choqua le monde entier, même ceux-là finançant les belligérants pour certains intérêts.

Les rares révolutionnaires consciencieux ne parvenaient plus à digérer le niveau de criminalité atteint. Il fallait, disaient-ils, que les choses changent, mais malheureusement, rien n'arrêtait cette hémorragie interne et externe. Les peuples de quelques pays se levèrent contre la volonté majoritaire révolutionnaire. Ceux-ci, par leur influence, poussèrent les révolutionnaires à organiser un dialogue. Ce qui fut fait quelques mois après, et les organisateurs, sur base des cris de détresse des ONG, décidèrent avant la rencontre, de l'envoi des commandos neutres, chargés d'imposer l'arrêt des hostilités entre belligérants.

Comme la salle pouvant le contenir n'existait pas sur l'ensemble du territoire révolutionnaire, les grandes tendances à problème choisirent une ville dans un pays voisin, où était une salle d'une grande capacité pouvant leur permettre de se mettre d'accord sur les points divergents.

Le début des travaux était prévu au sixième mois, et ce qui bloquait depuis un temps était l'appellation ou le nom qu'on donnerait à cette rencontre dite par certains de grandes vérités. Après une longue consultation entre ses tendances en antagonisme, le nom consensuel fut : « dialogue intra-

révolutionnaire ». Toute l'actualité désormais était dominée par ce dialogue attendu, surtout que c'était une occasion rare pour la plupart de révolutionnaires de faire un grand voyage à l'extérieur.
La question de la nourriture était déjà réglée. Ils allaient en outre habiter dans des hôtels luxueux, dans ce pays très connu dans le monde.

Kambuta, révolutionnaire retranché dans le nord pendant la dure période, voulait être rassuré d'une autre chose, les filles, il voulait savoir s'il en aurait accès une fois dans le pays voisin. Il voulait le demander à ses anciens et nouveaux proches, mais la peur du ridicule l'en empêcher. Et ce jour-là, avant leur départ à l'aéroport, lorsqu'il vit les organisateurs venir s'approcher d'eux, détenant des boites de préservatifs, son cœur surchauffé s'adoucit. Il fit silencieusement : -donc il en aura ; donnez vos histoires, mais moi, je ne les aime pas, elles seront là pour être là. Bon, je pense que c'est ce qu'il avait dit.
Ainsi les révolutionnaires prenaient leur vol et partaient dialoguer dans le but d'apporter solution à leurs nombreux problèmes.

31

En revenant au pays quatre mois plus tard, ils semblaient tous toucher par ce qu'ils avaient vécu de l'autre côté. Ils voulaient, plusieurs fois, remettre en cause les différents arrangements afin d'y retourner car le miel goûté était le plus doux ; mais malheureusement, l'ampleur de ceux-ci ne méritait pas un second dialogue à l'étranger, selon les anciens organisateurs. Ils étaient obligés, cœurs brisés, de les régler localement.
Parmi les grandes résolutions sorties du dialogue, figuraient l'intersection des forces révolutionnaires, la séparation de l'armée de la politique, la cessation de la division entre combattants, le retrait des enfants du front et leur désengagement de l'armée, la démobilisation des vieillards, la formation d'un commun gouvernement, le partage des postes et fonctions, la libération des prisonniers. Donc finalement, les dirigeants politiques ne devraient plus être militaires comme depuis leur arrivée en ville.
Il arriva pour ce fait un vent très fort un mois après. Comme tous s'étaient déjà rendu compte qu'il y avait plus d'argent en politique qu'en fonction militaire, c'est chaque révolutionnaire de haut rang qui prenait un arrêté de sa démobilisation de l'armée. Ainsi, l'arrêté signé par le révolutionnaire nordiste, autre fois retranché à coté de siens dans le nord-est, apportait plus de honte que de pitié : -arrêté numéro 010, portant démobilisation de l'armée du révolutionnaire Karuta ; il sera, de ce fait, remplacé dans ses

149
Seguin dans un monde perturbé

fonctions par sa femme Ruta. Fait à Goma, le 10 septembre, par le grand révolutionnaire devenu complètement civil, Karuta.

Tout ce que faisaient ces révolutionnaires, tout ce qu'ils disaient depuis leur arrivée, avait pour leitmotiv le lieu où s'était tenu ce dialogue « intra-révolutionnaire ». Regardez-moi ce villageois, disaient souvent les anciens invités au dialogue, chacun dans sa zone d'influence, je connais le monde entier, j'ai beaucoup voyagé dans ma vie et de là où je reviens jeune homme, aucun homme n'est comme toi et tu te dis civilisé toi ? C'était devenu le paragraphe le plus prononcé sous la révolution.

Certains observateurs et clairvoyants ne comprenaient pas ce que voulaient réellement les libérateurs, dits révolutionnaires. Ils avaient de la confusion dans tout, ils ne maitrisaient même pas les espaces qu'ils contrôlaient. L'est ou l'ouest, le centre ou le nord étaient inconnus de tous les dirigeants révolutionnaires.

Pour cela, à la fin des travaux, sous forme de moquerie, le président de la commission « réconciliation », dit quelque chose sur ce que pouvait être un bon cadre révolutionnaire, il fit ainsi : -vous savez, pour bien faire les choses, il ne vous est pas demandé d'être très intelligents, seule la volonté provoque des miracles dans une cité. Soyez courageux, faites tout avec courage, vous verrez que la gestion de l'Etat n'est pas sorcier. Pour diriger, on n'a pas besoin d'un cadre comprenant 60 pour cent de ce qu'on lui apprend. Lorsqu'il a déjà une moyenne de compréhension se situant autour de 50 pour cent, c'est un bon pour gouverner.

Celui-ci, selon certaines indiscrétions diplomatiques en disant cela, voulait susciter un débat dans le chef des révolutionnaires. Mais chose bizarre, ses paroles furent prises pour de l'évangile, aucune réaction n'avait suivie, on dirait que tous voulaient entendre cela se connaissant. Cela semblait constituer une consolation pour ces dirigeants, ils le disaient dans tous les débats, une des bassesses inacceptables dirait tout homme doté même d'une moindre intelligence.

32

Les jours qui suivirent furent douloureux, ce qui se commettait, faisait croire qu'il s'était installé une animosité entre les gens intelligents et la révolution. En effet, tout ce qui se passait était inadmissible ; même pour son adversaire affirmé, un comportement farouche comme celui-là ne pouvait être permis selon moi.

Par Michael UHURU

Seguin dans un monde perturbé

J'avais ouvert la porte de notre chambre et je m'étais aussitôt installé au lit, en train de penser à diverses choses éparses. Un instant après, je m'étais mis à écrire, je m'attaquais au monde, je voulais me donner un peu du courage mais ça n'avait pas tenu, mais j'avais écrit quand même ceci : -*la maison de ton ennemi peut brûler, ses enfants au lieu d'émerger peuvent devenir destructeurs de la société, il ne faut pas te plaire de cela. Le bonheur de ton ennemi doit susciter en toi une joie, son malheur du chagrin car mauvais ou malhonnête qu'il est, il reste humain, donc un Etre cher. Permets-toi par contre de te réjouir de la disparition ou de souffrance d'un imbécile, lui il est fait pour ne pas changer un jour. Ainsi pour le mauvais d'aujourd'hui que tu connais, la possibilité qu'il change en bon existe, et peut-être par ton concours, il le pourra un jour.*
Vous qui faites le bien encore, réjouissez-vous, vos traces laissées feront qu'un jour l'on dise que vous avez été incontournable dans quelque chose et peut-être cela pourra faire changer tant soit peu la situation. Si vous avez été capables de surpasser vos haines et colères dans certaines circonstances difficiles, on se souviendra toujours de vous en disant que votre esprit était suffisamment grand.

Sachez aussi que chaque minute de votre vie est une opportunité rare à exploiter. Cette opportunité peut être entravée par certains faits malveillants comme les actes posés par ces présents nombreux voyous ; mais n'en faites pas une occasion de chuter. Une difficulté qui survient n'est nullement une fatalité devant laquelle il faut obligatoirement céder mais plutôt il faut se dire que de celle-ci pourra naitre des idées de grandeur et qu'aussi, d'une incompréhension future quelconque, une nouvelle façon de voir le monde et d'un grand problème une ouverture d'esprit.
Chaque jour, nous nous réveillons de nos cases ou villas, nous pensons aux gens qui nous ont marqué d'une manière ou d'une autre. Certains par contre pensent à une nouvelle forme de nuisance à offrir. Mais il faut tout faire pour être celui pour qui l'on dit toujours merci à tout moment pour ton bon cœur, pour qui les déclarations de bonheur sont adressées abondamment chaque minute qui passe, pour qui toute idée de nuisance ne se conçoit aucunement, sauf chez les incrédules, idiots et les imbéciles.
De toutes les façons, sous le soleil le mauvais existera toujours, il pensera uniquement à nuire la vie de ses semblables, à briser les rêves des innocents en quête du mieux-être, à anéantir leurs efforts courageux, mais que cela ne te décourage si tu en es victime et même si moi je n'en peux plus.

Par Michael UHURU

Seguin dans un monde perturbé

De ce fait, organise tout pour que ta vie soit menée tranquillement tout en sachant que tu ne vis pas seul, étant donné le caractère souvent nuisant de l'égoïsme. Cependant aussi, n'oublie non plus jamais que tout le monde ne voudra jamais te voir progresser. Ceux-là qui veulent te voir dans la souffrance ou dans la boue mangeront avec toi, te chanteront parfois de douces chansons dans les oreilles ou te diront de bons poèmes matin et soir, et tu diras peut être naïvement : aucun des humains n'est contre moi, personne ne me veut du mal dans ce monde.

Ainsi pour tout homme averti, il lui faut savoir que même sans tuer une mouche, même sans briser un seul serment, même sans toucher rien des autres, ceux-là qui te veulent du mal existent et existeront.
Heureusement aussi, tous ceux-là qui sont victimes de la laideur du comportement humain doivent demeurer calmes et sereins car la souffrance imposée n'est pas à fuir, elle est plutôt à affronter avec courage pour en sortir vainqueur. Ceci vaut aussi pour un peuple qui veut voir son destin être managé par d'autres, supposés forts par peur ; dans ce cas, il s'agit d'un peuple sans âme pour ce moment-là. Toutefois, tout peuple finit toujours par mûrir, il finit par prendre ce qui lui revient dans la douceur ou en l'arrachant tôt ou tard.

On peut de ce fait poser la question de savoir : pourquoi alors les médiocres sont aujourd'hui puissants et effectuent tout ? On ne doit s'en faire aucunement, car le médiocre prendra ce qu'il peut pendant un temps mais jamais pour toujours ; il finira par se retrouver où il serait normalement et ce quoi qu'il existerait miracle ou grande surprise dans certaines circonstances.
Ainsi donc, ne vous découragez jamais parce que vous êtes écrasés injustement même si cela peut vous amener à vous sentir incapables de faire changer les choses ; c'est normal dans beaucoup des cas, car l'on peut dans tout début croire qu'on n'est pas capable, mais souvent on le croit lorsqu'on n'a pas encore essayé. Mais il faut toujours tenter, faire quelque chose, il faut toujours essayer, faut jamais croiser les bras et croire aux bons jours avenirs vous destinés depuis jadis de droit. Je le dis pour vous, moi je suis déjà au bout.
Sachez que la vraie libération et liberté ne viendront pas en tuant ceux-là qui nous font mal aujourd'hui, non plus en leur souhaitant grand malheur ; mais plutôt en leur montrant le moment venu que ce qu'ils ont eu à faire était mauvais et que le bon chemin qu'il fallait suivre est celui que nous aurons à poursuivre, le faire voir que cultiver l'amour est encore possible.

Par Michael UHURU

Seguin dans un monde perturbé

Sachez qu'un jour cette fausse révolution ne sera plus et à sa place règnera une génération des dirigeants connaissant parfaitement ce qu'il faut faire pour bien accomplir son devoir, une génération qui influencera les futures bonnes générations éventuelles. Le mal pourra prendre autant des jours, autant des mois, autant d'années mais il a pour destruction le bien, les malfaiteurs disparaitront à jamais du haut lieu réservé à une catégorie supérieure, d'ici peu. Et ce jour-là nous gémirons tous : morte la bête, mort le venin. Ce jour-là j'avais seulement écrit pour essayer de me consoler ; cependant, rien n'avait changé dans ce que je ressentais.

33

Je me baladais dans le quartier quelque fois et même parfois des idées révolutionnaires m'emportaient, mais mon ainé des soucis demeurait au-delà tout celui de voir disparaitre ou de faire changer cette génération dangereuse.

Quelques jours après, les révolutionnaires devinrent de plus en plus visibles partout, un centimètre était suffisant pour passer d'un révolutionnaire très armé à un autre méchamment renforcé en grenades artisanales. La saleté de jadis avait disparu totalement pour la classe supérieure ; et celle-ci adorait désormais à la place des sauterelles, la bière ; à la place de la canne à sucre, les lèvres des filles de Goma. Les négligés d'autre fois prenaient une autre allure, la révolution avait fini par les transformer en fond et en forme.

Ces combattants venus en grande partie étant enfants, devenaient grands et ceux-ci étaient directement remplacés par d'autres nouveaux enfants, ayant du courage dit révolutionnaire et ce malgré la résolution du dialogue interdisant cela.

Un jeudi, pendant la grande foire dite de la révolution, j'avais été abasourdi par une chose lorsque je croisais, en passant, un véhicule charriant des hauts placés de la révolution : comment ces gens ont-ils tous brunis ? Je m'étais demandé avant de m'en méfier en fin.

Non seulement qu'ils avaient brunis, ils étaient devenus en outre hautains et excessivement insolents et c'est chaque personne de la génération actuelle sans emploi qui voulait tenter sa chance d'entrer dans la révolution afin de jouir du bienfait révolutionnaire ; cependant, les portes n'étaient plus ouvertes comme au début, l'entrée était devenue conditionnelle.

J'avais fort besoin de faire un petit tour dans la foire, et par la même occasion, comprendre la raison de cette dénomination « grande foire de la révolution moderne ». J'avais pris ainsi la direction du lieu de la foire. J'avais pénétré comme tout le monde à partir de l'entrée principale. Je

Seguin dans un monde perturbé

marchais un temps assez long du côté des étals en habits avant de se retrouver en face d'une succession des estaminets aux couleurs révolutionnaires. J'avais cru que de ce côté-là, seuls révolutionnaires avaient droit de pénétrer et de s'installer.

Quelques minutes après, j'avais pris la gauche et se trouvait là une buvette très plaisante et sans grand monde. J'avais palpé par ma main gauche mes joues, puis par un revers des mains, j'avais supprimé une trace blanche de salive sur mes lèvres. En fixant tout droit, j'avais vu de loin ses anciens copains assis juste à côté des révolutionnaires en tenues militaires et convenablement armés. Heureusement, avais-je dit faiblement, en me rendant mollement près d'un bon emplacement afin de me laver les mains, derrière le groupe d'anciens de la fac, dans une buvette couverte par des bâches jaunes et bleus, couleur de la révolution : -il n'est nullement dit que ceux qui broient du noir resteront dans leur petit réduit ridicule éternellement ; tout change, tout peut changer pour n'importe qui alors. Ces révolutionnaires qui, en arrivant dans la ville, étaient sales et dénués mais aujourd'hui, toutes les belles maisons sont construites par eux.
Et au lieu de manger avec appétit, je ne faisais que bouger inutilement mes mâchoires et ma bouche semblait gringotter de l'herbe car seule la rébellion contre la révolution était au centre de mes préoccupations. En vérité tout partait vraiment, il ne restait que du n'importe quoi qui pouvait à peine faire sourire timidement. L'on ne savait plus rien de ce qui se passait et seule la respiration permettait de se rendre compte que le sang circulait encore dans nos cœurs.

34

J'avais quitté l'endroit et sur toute la route, mes pensées étaient totalement orientées vers les choses du moment. En arrivant près d'un croisement, je monologuais, après avoir croisé un jeune garçon qui injuriait avec grande menace sa mère, comme il travaillait déjà quelque part :
Comme d'un mécroire on ne peut que s'entendre aux pires ; d'un accidenté naturel la manifestation de ses blessures ; d'une pute des actes immoraux, alors pleurons pour toujours depuis aujourd'hui. J'étais toujours prêt à souffrir pour changer les choses mais avec cette génération, ça n'aboutira à rien.
De même qu'il est intéressant de voir venir un fils important vers soi, il est aussi de loin blessant de voir un voyou sans cœur effectuer ses manœuvres en ta présence. Il blesse tous, il tue l'harmonie, il sabote même ceux-là qui

Par Michael UHURU

Seguin dans un monde perturbé

lui ont donné la vie. Quand on le voit, on sent le sang arrêter de circuler, on a l'impression de voir se présenter devant soi Satan la nuit. Ce voyou-là dit toujours sans être conscient, il croit montrer sa supériorité en exhibant ouvertement son imbécilité de tous les jours.

Il chante qu'il est capable et pourtant l'insuffisance est sa seule option naturelle. Il se console avec ses semblables aux cœurs en bois, des gens espérant vite parvenir à des solutions miraculeuses dont personne ne connait l'origine, vu ce qu'ils sont depuis toujours, et des aboutissements qui pouvaient très bientôt arriver pour la confirmation de leurs imbécilités et pourtant, seule leur fin et disparition viendront. Il parle souvent pour se confirmer et pourtant c'est connu que seules ses prouesses en haine peuvent être reconnaissables. Il peut déranger, il peut s'expliquer et convaincre, mais sa destination finale reste s'étouffer, en regrettant ses actions villageoises, son énergie partie pour rien et sa barbarie manifestée chez des gens convenables. C'est ce que je pensais, mais je me trompais. La société n'est pas régulée.

Des gens, se comportant comme cet enfant, sont nombreux, ils sont aussi dans nos familles. C'est la nouvelle génération d'idiots dans ses œuvres normales. Ils paraissent, ils crient, ils sont seulement victimes de leur éducation de la rue, de la pourriture de leurs parents anciennement brouillés, lesquels nous reconnaitront toujours pour avoir marqué négativement le monde. Quoi de plus normal pour un homme de faire au lieu de dire ? Quoi de plus honteux que de se voir désavouer un jour en pleine figure parce qu'immorale et immature, même si pour cette génération la honte n'existe plus ? Tout cela, c'est la conséquence d'une conjugaison d'un ensemble d'actions pourries, générées par des habitudes maladroites et constituant une seconde nature pour eux.

Car, un pauvre vivant dans la pauvreté, ayant tout le temps jadis bénéficié des actions de générosité de la communauté toute entière, ne peut, en cas d'un petit rien reçu, peut-être surpassant son rêve parcimonieux, vu son état, et se faire passer pour fils unique de Bill Gatte jusque-là oublié par ignorance collective. Menacer quand on peut, c'est montrer son vouloir d'agir mais jamais quand on connait que seul un zéro est vraiment l'unique chose à venir ; bref, cela s'appelle une blague. La nuisance, fruit d'un cœur malade, démolit, pisse du poison, crée de la confusion et rend la vie difficile à ceux-là méritant la tranquillité quand les circonstances permettent une vie commune.

Par Michael UHURU

Seguin dans un monde perturbé

Qui de Jean ou de Pierre, qui de Moise ou d'Abraham, peut apporter une solution quand il s'agit d'une carence sociale et une perte de conscience ? Car, même ceux-là n'en sachant rien, vivent le bonheur complet parce que connaissant rien que le juste et le bon. L'essentiel est le bien à compter, le sens de responsabilité à prioriser, la notion de vérité à promouvoir, la honte à avoir quand son comportement laisse à désirer.

Celui qui provient de l'intérieur du bois connaitra peut être le secret de l'écureuil, il n'a pas besoin de son histoire récente la nuit dernière pour savoir ce que fait toujours les nuits son voisin d'autre fois. S'il est malingre, il fera tout pour s'amener à croire que sa vie à l'intérieur de l'écorce d'hier était une imagination proprement créée pour le nuire.

Michael, le mauvais dominait et tout allait bonnement dans le sens de la destruction du bien et de la vérité. Quand bien même la pluie tombait quelque fois, elle n'avait aucun effet sur la terre corrompue par les méchants, pourrie par les œuvres des voyous. Même si les oiseaux chantaient de façon merveilleuse, on n'entendait rien que les cris de douleur dominants, les cris de détresse nombreux. Tout s'effondrait, tout mourait sans que personne ne fasse quelque chose afin que la vie demeure. Gémir n'avait aucune signification, la mort concernait les morts, les vivants honnêtes souffraient ainsi en attendant eux aussi leur très prochaine disparition.

Des hommes, dans leur majorité, ne sortaient rien qu'insanités ; des femmes l'envie d'un bonheur créée par leurs intimités à vendre. Les gens pensaient de plus en plus au mal pour réussir demain, aux tortures pour punir un homme très dangereux parce qu'étant correct, aux sornettes pour accéder au bonheur. La démarcation entre le bien et le mal n'avait rien à avoir avec cette génération faisant désormais tout et dominant tout. On n'avait que les pleurs, les larmes, les tourments, pour essayer d'attendre bonnement sa disparition.

Dans tout ce qu'on faisait, on sentait que le pire était au rendez-vous la nuit, demain matin, ou au plus tard après-demain. De dix personnes, la pourriture en prenait large part ; d'un paragraphe, de la pédophilie, du viol et de la barbarie, faisaient sujets et compléments majoritaires.

Les gens de bonne moralité perdaient de plus en plus leurs sourires, les sorties normales avaient cessées, aucun espoir n'existait plus dans les cœurs de plusieurs, seule la peur d'une perte de sa tête, de la disparition d'un être cher, caractérisaient tout. Ainsi l'évidence s'affichait clairement, croire que de la présente génération pouvait provenir quelque chose de

Par Michael UHURU

Seguin dans un monde perturbé

convenable, s'accorderait mieux à un vœu mystique. De plus en plus les ténèbres couvraient aussi bien les milieux de vie des hommes sérieux que les cœurs de ces hommes eux-mêmes. L'inimaginable était l'ordinaire, la mort se comprenait plus que la vie naissante. Vivre dans la peur demain ou y mourir, croire à un lendemain meilleur ou se voir y arracher les membres, c'était aussi bien aux deuxièmement cités d'arriver qu'aux premiers.

On voyait des personnes sauvées de la mort faire mourir courageusement leurs libérateurs. On voyait les hommes sans cœurs s'énervaient pour des biens enviés, sachant qu'ils appartiennent aux autres. Les fameux sorciers faisant très peur dans l'imaginaire africain devenaient négligeables car le pire provenait des gens habituellement considérés de normaux.
Pendant qu'ailleurs se faisaient lire de la gaieté dans les regards de plusieurs, pendant qu'à l'est dansaient des musiciens de niveau moyen, l'activité locale dominante était de voir du sang couler dans les avenues, de voir des larmes jaillir des yeux d'innocentes, de surprendre des mineures en actions adultes sans inquiétude aucune.

Ce monde en effondrement était perceptible partout où l'on se pointait. On n'avait qu'à regarder nos amis et frères, autre fois aidés, mais en trouvant un peu des sous, préféraient payer le bien par le mal, l'ingratitude du genre Cava qui ne voulait plus de ses parents à cause de son inconscience. On pouvait voir un type haïr pour haïr et se mettre à actionner toute son énergie pour un résultat nul connu d'avance, cela par extravagance, comportement des immoraux, des aveugles sociaux ; des nécessiteux d'hier voulant récupérer leur temps noir en se détendant avec le malheur voulu pour des autres.
Tout le monde pouvait se rendre compte du danger de cette génération. S'il le fallait, on aurait pu se passer facilement d'elle, elle avait fait beaucoup de mal que nos cœurs ne battaient que pour battre en attendant leur arrêt, à telle enseigne que nous vivions parce que le souffle existait encore dans nos poumons par la seule pitié des hommes forts.
On s'attendait toujours aux actions du type méchant, on ne voyait que le noir couvrir le futur, l'horizon présentait une grande marque de la mort. Avec cela, on commençait tous à préférer la mort à la vie, on aimait disparaitre pour ne pas voir le lendemain malheureux offert par les libérateurs. La justice existait par la simple vue des toges noires portées par des corrompus, les gens bons n'étaient qu'à compter du bout de doigt et pas souvent parmi les nouveaux dirigeants : combattants, voleurs, violeurs, amoureux de l'argent et abuseurs de toutes sortes.

Par Michael UHURU

Seguin dans un monde perturbé

Souvent partout où nous passions, une jeune fille à qui nous adressions la parole ne songeait que, dans son expression, pensées et attitudes, vite posséder d'insignifiants gonflements à la poitrine et commencer à utiliser son corps comme une boutique, pourvoyeuse des sommes d'argent, et ce au lieu de penser à un grand amour à offrir demain.

Des planifications multiples existaient, et jamais il y avait eu seules susceptibles de faire croire au lendemain meilleur. Tout tournait autour d'un piège à tendre, d'une injure à prononcer, d'un homme à tuer, d'un innocent à malmener, d'une calomnie à émettre, d'un vol et viol à effectuer, de l'argent à voler. C'était tout pour cette génération.

Et on se demandait : d'où est-elle venue ? Personne n'avait de réponse, on préférait expliquer le tout par un certain Satan, créateur de tous les maux, qui détruisait la présente génération. Cependant, tout ne pouvait s'expliquer de cette façon simpliste, les sources étaient variées et multiples ; le mal était si profond que la seule incrimination de d'un certain Satan ne suffisait pas.

Mais comment voulez-vous que d'une pute, aussi de cette génération, vienne un grand sauveur ? Comment voulez-vous que d'une pourriture, provienne une parfaite créature ? Comment pensez-vous que d'un éternel complexé provienne des actions sincères ?   D'un corrompu un fils honnête ?

Si d'un génie peut venir un idiot, d'un homme sage un immoral mais c'est par miracle que de ces gens, parents de cette génération et faisant, eux-mêmes, partie de cette génération, proviennent des gens bons.

Pourquoi l'argent expliquerait tout mon ami ? Eh bien, c'était parce que l'argent était ce que cherchait une pute, sa mère ; l'argent était ce que voulait ce corrompu ; le complexe était la conséquence d'un manquement, l'argent. Tout s'expliquait, non, tout se comprenait à moitié, la génération actuelle était victime d'elle-même, d'une longue génération s'ayant installé depuis longtemps, n'ayant aucune frontière en termes d'âges, seul le comportement en indiquait l'identité et en déterminait l'étendue, cette génération faisant que la vie soit une simple succession d'actes non sérieux et de la complaisance.

La nuit tomba ce jour-là comme dans un film, et je pensais à l'inexistence des étoiles dans les cieux, car elles ne méritaient plus éclairer cette génération maudite.

Ma femme vivait ses pires moments et j'en vivais aussi ; la ville de Goma vivait aussi ses derniers jours avant de disparaitre de la carte du monde.

Par Michael UHURU

Seguin dans un monde perturbé

Même les chiens n'aboyaient plus avec force depuis un temps, même le rossignol ne chantait plus sérieusement. Je dormais en sachant que tout ne se réveillerait pas, en étant certain que demain n'arriverait jamais à cause des âneries qu'on vivait. Je n'avais que la respiration pour la nuit, simplement pour la nuit avant le lever du soleil. On avait l'obligation de nous efforcer à rire pour la dernière fois mais mon épouse n'en pouvait point, ses mâchoires n'avaient aucune force pour se séparer, ses lèvres étaient lourdes pour se mouvoir. Nous vivions notre fin, la fin de nos espoirs, la fin de nos rêves, la rupture proche avec la vie.

Je voulais, pour honorer la vie, chanter mais la notion de musique avait disparu, seule la tonalité des coups de feu était maitrisée, rien que le viol de mon épouse enveloppait mon esprit, rien que les désordres sanglants, rien que de la sauvagerie faisaient partie de ce que je voyais et ils faisaient un grand et infini défilé dans ma pensée et réflexion.

En tout cas j'acceptais mon départ, je n'avais plus rien de bon pour vouloir le reporter pour sine die, je n'avais aucune raison pour même essayer de supplier la mort de s'éloigner un tout petit peu ; après tout, elle était la bienvenue pour me sauver des actes de cette génération. M'éloigner de cette génération qui nous avait arraché toute notre fierté en tant qu'homme demeurait mon seul souhait. Cette génération nous avait dépouillé vraiment de toutes choses de valeur et rien que la grande souffrance nous restait uniquement destiner.

*

Moi qui pensais bientôt vivre une autre vie, une vie meilleure, stable et calme, mais malheureusement, un nouveau jour des pleures était encore venu et c'était un jour de trop pour moi, pour ma femme, pour beaucoup des gens bons, un lendemain inopportun. Je m'étais réveillé sans le vouloir, dans la mesure où dormir pour toujours m'était le plus important.

Le fait de voir chaque instant ma femme malheureuse à cause de la barbarie me rendait amer. Elle qui souriait souvent, elle avait depuis lors perdu son sourire, son humour et j'en voulais au monde entier, à tout le monde. Ça me choquait le fait qu'elle soit victime d'une inconnue sauvagerie, ça m'irritait le fait de la voir sans sourire chaque jour.

De plus en plus, je commençais à admettre que mon bonheur était un préalable pour ce malheur qui arriverait pour tout me prendre et me laisser sans rien, à la merci du chagrin ; on dirait que je croyais depuis longtemps être en train de vivre et, maintenant là, je vivais la vraie vie, la réelle. C'était comme si j'étais depuis longtemps sérieusement endormie dans les nuages d'illusions, dans un idéalisme inexplicable et rêves d'amour et que

Seguin dans un monde perturbé

là, ma conscience avait repris son activité normale, mes yeux devenaient alors ouverts.

Ce peu de temps de malheur avait englouti toutes mes anciennes joies et le chagrin devenait mon unique compagnon, c'était un brutal glissement de ma vie dans un trou noir mortel où rien de lumineux n'existe. J'avais l'impression de n'avoir jamais connu un moment de joie depuis ma naissance.

Avec cela, me laver n'avait plus aucune signification, et pour qui d'ailleurs je pourrais encore chercher à plaire ? Pour qui j'aurais pu vouloir me faire violence en me faisant beau ? Pourquoi je pouvais encore chercher des bons habits ? Je ne voyais plus rien à fournir comme effort pour paraitre, tout était fini.

Ainsi, je voulais voir de la crasse sur moi pour montrer mon état interne salement empoisonné par les agissements de cette génération, je voulais baver tout le temps pour leur dire qu'ils m'avaient tout pris et que je n'avais autre chose à faire que de faire couler de la bave à tout moment. Je voulais aussi vomir, pourquoi pas me poignarder en pleine rue, mourir nu, disparaitre pour tout oublier ; et ainsi me reconstituer en allant où cette génération n'avait de l'emprise. Je voyais ma mort comme l'unique solution. Et en ce qui concerne ce jour-là, le jour de ma mort, les gens m'accompagneraient sans pleurer, sans bruit, à pieds, sans cercueil aussi ; car cette cérémonie ne valait rien pour quelqu'un qui a vécu ce que j'ai vécu. Sur la route, point n'aura droit à dire qui j'étais, ni à prononcer un mot dans ce sens. Les jeunes enfants du quartier seraient les seuls à creuser ma tombe, et de préférence, un enterrement sans fosse me suffirait, me jeter sur des pierres tout nu afin que les oiseaux du ciel prennent mes yeux, me sucent le sang et que la nuit, un chien malade s'occupe du reste, était ce qu'il fallait ; aucune considération ne valait le coup après tout, j'ai été traité comme un lézard, pas de tombe pour lui en effet.

De toutes les personnes, seules les personnes qui ont souffert à cause des actions méchantes avaient à me fixer en partant, et j'aimerais que ce jour-là, pluie et orage m'accompagnent, que les routes deviennent impraticables, que moustiques et mouches encombrent les rues, que l'obscurité couvre tout ce qui éclaire. Le parcourt s'avérait être le plus long possible, pour que les gens décident de me laisser en court de route, quelque part, dans une terrasse, où les rats font vie paisible. Si la pluie ne pourra pas les en inciter, le tremblement de terre ferait bonne affaire, ou une éruption occasionnelle dispersant femmes et hommes m'escortant serait la bienvenue. Bref, je

Par Michael UHURU

Seguin dans un monde perturbé

voulais que ce jour-là soit le plus noir, le plus sombre, le plus perturbé, pour marquer mon passage inutile sur cette terre rendue amère.

En réalité je le disais car tout était fini pour moi et plus jamais je ne pouvais avoir à penser à construire mon bonheur comme autrefois rêvé. Je ne pouvais aussi aucunement ignorer un jour tout ce que cette génération venait de m'offrir injustement, sans aucune raison, sans que je n'offense personne. Je me voyais incapable de cicatriser un jour, et vraiment aucun mot, aucune action, aucun poème ne pourrait tout balayer et me permettre de retrouver ma vie d'avant, mes rêves. Mon existence se résumait en deux choses depuis ce jour-là : pleurer tant que la force de faire ressortir les larmes était là et tirer révérence calmement après et l'exécution de mon enterrement comme indiqué précédemment, en acceptant que je ne fusse qu'un petit malheureux perdu dans un monde qui ne me serait pas du tout bon.

En fin de compte, pleurer ne disait plus rien deux jours après. C'est ainsi que j'avais pris la décision de ne plus parler, de ne plus sourire, de ne plus pleurer, de ne plus me laver. Et une seule expression venait de moi, la manifestation de mon impuissance ; mieux, l'étalage de ma vulnérabilité. J'étais ardemment fouaillé, je ne mangeais plus, je ne priais plus, je ne disais plus rien, je n'avais pas besoin de quelque chose.

Le lapin, la bière, parler ou chanter, étaient oublier. Par contre, je maudissais abondamment et silencieusement les gens qui m'avaient tout pris, tout le temps ; c'est ce que j'avais à faire pour me soulager, c'est ce qui me maintenait encore en vie.

J'avais tout perdu en une nuit, et celle-ci avait bouleversé toute ma vie ; je vivais aussi le pire moment de mon existence. Mais il fallait parler, il fallait dire quelque chose pour moi-même et pourquoi pas pour mon épouse, afin de partir calmement. Je voulais me sentir apte à faire au moins quelque chose pour ma femme, pour moi, car je ne pouvais rien d'autre à part dire ou écrire. Il n'y avait rien d'autre à faire que de bouger mes lèvres pour m'amuser ou la consoler, dans une certaine mesure, peut-être, lui faire voir que j'étais au moins capable d'une chose, de parler, de tonner, d'injurier.

Michael, je n'irai nulle part pour croire à un apaisement. Seule ma disparition m'apportera ce qui a de mieux.

Ainsi, je m'étais levé du lit et j'avais pris la porte de sortie, portant un peignoir jaune comme celui des vieux chinois, ces vieux-là qui étaient, selon une légende, torturés par l'idée de boire du lait provenant directement des mamelles des vaches en croyant qu'il était le bon. Je disais ces choses

Seguin dans un monde perturbé

pour me sentir vivant quoi que vraiment moribond, je le disais à haute voix pour qu'elle m'entende de la chambre où elle essayait de supporter les peines lui dispensées par des inconnus, ça se résumait en ceci :

-*Vous êtes malades, vous êtes idiots. Vous êtes crasseux, vous êtes sans cœurs. Le moindre humanisme est absent de vos cœurs, et rien ne peut vous changer, vous malades. D'où venez-vous au juste ? Comment êtes-vous capables du pire ? Pensez-vous que faire du mal est la seule chose à faire, à prioriser ? Comment de vous ne peuvent que venir calamité, menterie et supplice ? Où voulez-vous amener le monde avec cela ? Comment vous réjouissez-vous seulement quand vos stupidités brisent, blessent, cognent et font mal les humains comme vous et ayant droit à la bonne vie, à la liberté et à l'amour ? Pourquoi de vous ne viennent que mensonges, calomnies, fanfaronnades, violes, vols, débauche, fornication et conflit ? De quoi sont constitués vos cœurs pour n'avoir que le mal, le dégoûtant, le pire, le noir, le drôle, le superfétatoire blessant, à produire ? Pourquoi faites-vous vivre les humains comme vous l'enfer pour vouloir montrer vos capacités de nuisance comme si on en avait besoin et avec cela réclamer ce qui vous revient de droit, quelque chose que le monde ne veut pas vous reconnaitre et pourtant vos preuves sont éloquentes en niaiseries prises pour bon exemple ? Comment vos consciences sont-elles absentes et vos esprits malmenés par les démons pour n'avoir que l'appétit de nuire et vous en réjouir comme si vous n'aviez pas d'autres choix ?*

Vous, venant des hommes, vous n'avez rien d'hommes. Vous, enfants de nos ancêtres, nos origines ne sont pas les mêmes que les nôtres. Vous, enfants de nos mères, vos sangs sont sales. Vous, pleins de méchancetés, abondés de nuisance, vos cœurs sont en bois. Vous, de la race de vipère, vous êtes les envoyés de Satan pour accomplir sa mission de malheur sur l'humanité. Nous pensions que vous vous limiteriez quelque part, nous pensions que vos capacités de nuisance ne nous entraineraient pas dans ce gouffre, nous croyions que vous finiriez par vous ressaisir mais, nous étions naïfs pour ne pas voir réellement ce que vous étiez.
Nous pensions que vous constituez la minorité et pourtant, vous faisiez la majorité. Nous pensions à une catégorie, et pourtant, c'est une génération immense, composée d'une multitude comprise aussi bien dans la jeunesse que dans les vrais adultes.

Nous pensions qu'il s'agissait uniquement d'une génération nouvelle, ayant des idées noires, mais c'était plutôt une génération spirituelle, une sorte de collection de malfaiteurs, tous agissant de manière sadique dans

Par Michael UHURU

Seguin dans un monde perturbé

tous les âges, et ayant un dénominateur commun, le mal à réaliser ; tous ayant des cœurs ne produisant rien que des desseins méchants.

On ne pensait qu'à une passagère génération perdue, sans repère, mais c'est un tout, des gens sans vertu, des gens sans conscience, des violeurs, des amoureux du sang, des aventuriers, des coureurs de jupons, des alcooliques outranciers, des enfants de putes, des enfants des corrompus, des voyous. Des gens qui agissent de manière identique que l'on croirait aux actions d'une seule génération délinquante ; oui c'était ça, ils sont partout, ils ont tout pour nuire.

Michael, Michael, les gens de cette génération étaient tous aminés d'un seul souci, banaliser tout, faire de l'argent le maitre de tout, nuire et tuer, détruire, créer un climat où seuls les actes barbares, les folies de tous genres, existeraient.

Malgré tout, malgré ça, même si on ne sera plus là, les choses devraient changer. Ou si c'était l'annonce de la fin du monde, une sensibilisation s'imposerait pour que le peu à récupérer le soit. C'est vrai que tout faisait croire qu'aucune solution n'était plus envisageable, que même un phénomène magique n'aurait aucun effet sur cette génération ; et quoi que blessé ou torturé, malmené ou supplicié que j'étais, cette génération méritait un vrai lavement de cerveau, une vraie délivrance, il fallait qu'arrive une vraie force de changement radical pour qu'une vie, même éphémère, soit possible avant le demain de la fin, avant que tout ne puisse s'arrêter.

On avait du mal à supporter cette génération des malades, cette génération des idiots et des débauchés, cette génération des gens ayant du mal à voir le monde tel qu'il le fallait. Ça faisait mal à tous et ça choquerait vraiment n'importe qui ayant encore une conscience sociale. Ainsi, plusieurs se sentaient comme s'ils n'avaient plus de sentiment, d'expression, de droit.

En réalité, tout se résumait en une vie faite simplement pour accomplir les actes banals, comme le mariage qui pouvait être secoué par un viol, une voie qu'on accomplissait et qui se comprendrait mieux selon les humeurs, donc un passage inutile pour tous et tout cela voulait dire simplement qu'une vie humaine n'avait de fin que par simple volonté de cette génération des putes et idiots, des voyous et immoraux, des corrompus et calomniateurs. Les bases noires étaient profondément enracinées et aucune personne n'avait la possibilité de faire quoi que ce soit pour que se produise un petit changement. Ce qui était, était à agréer pour ne pas subir la frappe fatale de la génération. La génération avait tout pris et seuls les voyous, les cons, les pervers et amoureux de l'argent, des imbéciles, faisant partie de la

Par Michael UHURU

Seguin dans un monde perturbé

génération, avaient à manifester leur savoir-faire, en exhibant leur perversion et dépravation.

Nos larmes coulaient et elles n'avaient aucun effet sur notre quotidien, nos cœurs enduraient toutes les atrocités existantes, nos convictions étaient totalement assiégées par la stupidité et elles étaient désormais à mettre de côté pour se voir accorder la permission de voir le soleil de demain ; bref nos actions devraient s'orienter dans le sens de produire des actes ignobles et accompagner les idiotes dans l'accomplissement de leur plan diabolique sur Goma et ailleurs où leur emprise atteignait.

Souvent, nous étions hués parce que nous disions la vérité, nous étions vus comme des cons parce que nous réclamions du changement. Et qui allait nous écouter ? Qui pourrait nous aider à ouvrir les cœurs de ces gens ?
J'avais fini en disant Michael : -je suis encore jeune mais le temps pour que je dise quelque chose n'est plus là, désormais je serai là pour voir, je me contenterai de méditer et je ne dirai rien. Je vivrai pour terminer le peu de souffle qui reste dans mes poumons. Je garderai silence pour mourir paisiblement, sans que des plaies de déceptions naissent encore dans mon cœur. Mon combat sera la préparation de mon départ. Il y aura à voir mais je ferai tout pour ne pas voir. Il y aura beaucoup à faire, à faire pleurer, mais j'empêcherai mon cerveau de réfléchir et mes yeux à faire couler la moindre larme. Je ferai tout pour que mes capacités restent dans moi, que tout ce que j'ai fait soit oublié afin que ma vie ne soit remplie de ce que je vis et que ce qui est souvenir de mon mariage et les jours qui l'ont suivis soient oubliés pour toujours. Je vivais le bonheur autre fois, désormais m'en souvenir n'avait aucunement place, le faire accentuerait mon état malheureux.
Mon corps subira des exactions et vexations, cependant, aucune de parviendra à pousser ma langue à faire mouvement. J'économiserai tout, je prendrai tout, je comprendrai tout. Je n'irai plus travailler, je n'irai dans aucune réunion, je resterai là en train de dormir, en train de préparer mon départ calmement, entrain de raconter ma vie aux gens qui me semblent corrects, comme je le fais. Ils viendront encore chez moi, ils feront tout, j'accepterai de le subir sans pleurer, car pire que ce que je suis en train de vivre n'existe pas, les séquelles sont fortes pour m'en passer un jour. L'ultime souffrance, c'est ma vie de maintenant. Le tragique, le pire, l'humainement impossible, l'inimaginable, l'incroyable, c'est ça qu'ils m'ont fait.
Pendant une semaine, toute la semaine passée, des pulsions suicidaires se

Par Michael UHURU

Seguin dans un monde perturbé

plaçaient désormais en tête de mes priorités, mais mourir lâchement était pire que le comportement de ceux qui m'ont enlevé le goût de vivre, ça serait en outre les inciter à plus de cruauté.

Ainsi Michael, finalement je te dis : vous qui avez encore une raison de vivre, vous devez combattre, mais sans moi ; allez-y vraiment sans moi. Vous qui dites que tout est possible, vous pouvez avoir raison ; mais pour moi, la vie sur la terre m'a été très fatale que dire « tout est possible » ne peut plus venir de moi ; les mésaventures et méconduites que je pensais éviter, en éloignant des envies inutiles, m'ont retrouvées chez moi, dans mon propre lit, dans ma maison ; mes convictions valaient pour un autre monde, pas pour celui-ci.

A quoi m'ont servies toutes les valeurs que nous protégions depuis longtemps avec ma femme ? Il est clair que je me suis bien comporté pour être payé en monnaie des singes. Je suis dans un monde qui n'a rien avoir avec ma sagesse. Le chaud, c'est ça qu'il faut. La débauche, ça vaut la peine. Sinon, pourquoi aucune personne n'est intervenue pour protéger la femme d'un homme qui ne voulait rien que la droiture ? L'avantage est-il dans le camp de méchants ? Faut-il être mauvais pour espérer à une vie meilleure ? Ma conception de vie, mes convictions, ma fidélité, mes projets sur cet innocent éliminé, nos rêves avec Ruth, tout ça, c'est parti, comme ça.

Il est temps que je parte, il est temps de vous dire adieu. La mort m'apportera ce que la vie ne m'a donné. Je suis venu pour seulement croire vivre, j'ai existé pour mener un bref rêve qui avait une fin terrible connue d'avance. Ce monde n'a pas été fait pour moi, l'amour s'est déjà agenouillé devant la haine et c'est la souffrance et la jouissance malsaine qui séparent les bons de méchants. Eux vivent, nous devons les laisser vivre paisiblement.

Je n'attendais qu'une chute d'arbre me renverse pour une mort honorable avant qu'une association mystérieuse de gens contaminée par cette génération ou convaincue de cette vie m'égorge avec atrocité en m'injuriant avec force et en tirant mes cheveux dans tous les sens. Avec ma mort, notre mort, la diffusion de leur idéologie suivait son bonhomme de chemin et prendrait d'ailleurs de l'élan voulu ; et vouloir se mettre hors de cette route constituait le nouvel attentat à l'ordre qui valait une sanction exemplaire.

Le débordement de nos larmes était semblable à un simple mouvement des airs trafiquant de l'est à l'ouest, il n'avait que la même signification que celle d'une chute d'une feuille d'un arbre lointain, de la pesanteur banale

Par Michael UHURU

Seguin dans un monde perturbé

dans un coin de la nature. En réalité, la société s'apprêtait mieux à connaitre de sérieux amendements sur son fonctionnement, on avait l'obligation de récrire la morale, l'éthique, et faire une grande retouche aux différentes mœurs.

Cet accent étranger sonnant mal dans les oreilles, qu'on qualifiait à tort de barbare étant donné sa mauvaise tonalité, faisait malheureusement la caractéristique sonante principale dans le langage de la majorité, c'était devenu l'accent de la langue des autochtones. Cet envahissement total ne faisait plus aucun doute, à moins qu'il ait présence d'une dépression nerveuse empêchant mon cerveau de jouer son rôle. Faire du consensus pour le bien de tous était impossible, la poursuite de nos rêves n'avait de place que dans nos têtes, la disparition de ce qui est normal s'imposait pour que la vie nous soit permise.

Pour trancher, pour aplanir, il fallait omettre qu'on avait des idées, il fallait boire, il fallait les femmes prostituées, il fallait voler, il fallait blesser, il fallait faire….un truc méchant, un comportement aberrant pour se voir recevoir des applaudissements. Le passage d'un état de justice à un autre totalement opposé était de l'obligation pour se maintenir, on avait donc à partir loin, pour espérer à quelque chose de bien.

Le rebondissement en force des indignes était à accepter et à imiter pour vivre et ainsi le nouveau mode de vie devenait synonyme d'une vie où un père chaque nuit étalerait, tout souriant, devant ses enfants dessins obscènes avant de dormir, un père avait désormais l'obligation de faire la publicité de la pratique libérale de la sexualité dans les foyers. On enseignerait désormais dans les universités les techniques de mise en mort et l'intérêt qu'elles offrent ; la nécessité de se laisser dominer par la corruption comme tout passera bientôt. Il fallait chasser loin de vous la justice car rien, en tout cas, ne vous compensera ; c'était ça la vie qu'il fallait accepter pour vivre, c'était devenu une nécessité désormais d'apprendre aux nourrissons comment boire comme un fou en mélangeant leur lait avec de la bière fortement alcoolisée.

S'il est vrai que je voulais m'en aller pour toujours, cependant ma femme souffrante m'en empêchait, je voulais qu'elle guérisse et qu'elle reprenne un peu de force ; et que s'il fallait que je parte, que son corps soit à côté du mien.

La vie, c'est vraiment méchant. Jusqu'aujourd'hui, je n'ai jamais connu ceux qui avaient commis cette souillure impardonnable chez moi. Nous faisons tout pour oublier mais on n'y est jamais arrivé et peut-être qu'on y

Par Michael UHURU

Seguin dans un monde perturbé

arrivera nullement. N'importe quoi nous fait toujours revenir à cette nuit-là. Les choses sont devenues toutes autres, mon épouse déteste tout homme, et elle ne ressent plus rien pour moi, comme si j'étais un de ces bandits. Je ne sais plus quoi faire pour faire changer les choses et je me demande quoi faire pour qu'on puisse recommencer.

Mon couple autrefois heureux est devenu l'ombre de lui-même. Mon rêve d'un avenir radieux, à côté d'une femme que j'aimais et enfants, s'est déjà évaporé, je ne me vois plus quelque chose capable un jour de me faire croire que le bonheur existe pour moi. Pour une personne se trouvant dans une situation chaotique comme la mienne, il n'y a guère à espérer au bien-être un jour. Je sais que tant qu'on peut encore, on ne peut oser s'arrêter ; mourir sans se battre est une pusillanimité ; cependant moi, je ne ferai rien, je peux rien oser faire.

Néanmoins, malgré tout, malgré moi, je suis obligé de faire quelque chose, je ferai ce que j'ai à faire pour essayer de rendre mon épouse un peu heureuse ; cependant, tout le monde doit savoir que violer une femme, c'est prendre toute son existence, c'est détruire l'essence essentielle de sa vie. Et, non seulement celle de cette femme, celle aussi de son mari, ses enfants, ses parents et ses proches. Un geste comme celui-là ne mérite aucune compréhension, aucun pardon car pour peu de temps que nous avons à passer sur la terre, faire porter sur la tête quelqu'un un tel fardeau est une terrible fatalité ; le viol est un acte immensément grave et très destructeur, c'est un véritable poison qui détruit toute la grandeur de l'humain. Il ne faut pas en être témoin pour le comprendre, il faut juste être humain pour se rendre compte de cette componction considérable.

*Bref mon ami, je ne peux que dire : **cette génération n'a pas connu l'amour pour ainsi faire, elle est pleine des malades**.*
*Je m'étais mis debout en sanglotant, comme un bébé malade arraché à sa mère, moi Michael ; si mon visage était en sel de cuisine, je n'en aurais plus un aujourd'hui, il me serait détaché en se transformant en eau salée après fonte avant d'être avalé par la terre ; et c'était pour la deuxième fois que je pleure aussi abondamment, la première c'était avec la mort de mon père, le mathématicien **SEGUYA**. J'avais essayé de formuler, sans vigueur:*
-je ne saurais pas te faire un conseil maintenant ou t'apporter une consolation ; cependant, continue à faire ce que tu peux, et le temps s'occupera du reste. En fin de compte, tu verras que l'espoir demeure pour vous, que votre couple peut encore se reconstituer de ce champ de ruine et

Par Michael UHURU

Seguin dans un monde perturbé

avancer vers cet idéal d'autre fois.

*Ce jour-là en arrivant chez moi, j'avais commencé à écrire son histoire. Mais au lieu du titre, « cette génération n'a pas connu l'amour comme je l'avais pensé en l'écoutant » ; j'avais préféré enfin : **Seguin dans un monde perturbé.***

La situation qu'il a vécue se vit encore dans différents quartiers de la ville, mais lui en avait plus mal que moi et toi, homme de valeur ; sa Ruth, sa femme, ne méritait pas subir cet ignoble acte. De toutes les façons, et lui, et moi, et certains qui ne voulaient pas et qui ne veulent pas de cette légèreté dans tout, souffrons et pleurons tout le temps. Nous souhaiterions que nos enfants vivent mieux que nous, que cet esprit diabolique disparaisse à jamais. Avec cela, nous serons heureux quand nous verrons cette dégradation s'aggravant davantage finir, que les gens recommencent encore à valoriser leurs sentiments sincères au lieu des intérêts égoïstes et malsains ; et enfin, que la vie soit défendue, que les gens construisent leurs rêves sans se les voir arracher injustement, par jalousie, par méchanceté. Même si beaucoup restent à faire pour qu'un changement arrive, s'il est évident que seule l'intervention d'une main forte serait ce qui créerait un miracle qui modifierait quelque chose, même si tout est encore très noir et l'horizon très effrayant ; un jour je crois, même si peut-être que je ne serais plus là, la lumière reviendra éclairer les hommes bons qui seront encore là.

Ainsi, je vois un demain merveilleux, dans un Congo où les malades sont soignés sans quémander, où des engloutis d'âges mangent sans inquiétude et atteignent 100 ans aucun recours à la verge, je vois un pays sans méchanceté, un pays qui a force morale et influence l'extérieur, l'invisible et le visible. J'aimerais qu'on ne boive que tiède, pas froid, pas chaud. Je vois une paradisiaque contrée où droit de l'homme motive et passionne et fait seule voie pour devenir populaire. Vous qui y serez, vous vous en réjouirez. Pendant ce temps, nous dormirons à plusieurs fois la journée pour célébrer la beauté de ce cadeau rare où tout est merveilleux, tant en culture champêtre, qu'en abondance de son sous-sol. Je vois un demain d'amour, de joie, de grandeur, de satisfaction, de supériorité, de fierté. A bien dire, la misère et ses pratiques honteuses ne sont pas congolaises, bref : qui naturellement a trouvé satisfaction quand sa maison prend du feu ? Un inconscient, OUI.

FIN

Par Michael UHURU

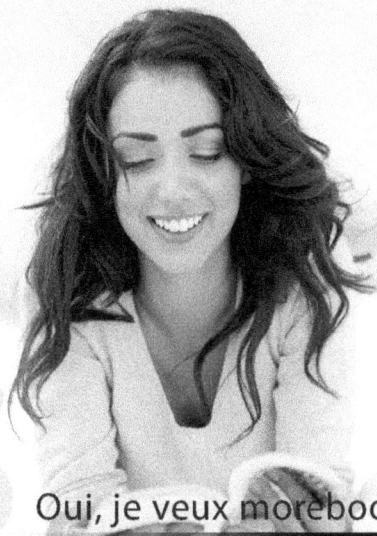

www.ingramcontent.com/pod-product-compliance
Lightning Source LLC
Chambersburg PA
CBHW021559210326
41599CB00010B/520